Psychotherapie kompakt

Herausgegeben von

Harald J. Freyberger
Rita Rosner
Ulrich Schweiger
Günter H. Seidler
Rolf-Dieter Stieglitz
Bernhard Strauß

Rolf-Dieter Stieglitz
Harald J. Freyberger (Hrsg.)

Diagnostik in der Psychotherapie

Ein Praxisleitfaden

Verlag W. Kohlhammer

Dieses Werk einschließlich aller seiner Teile ist urheberrechtlich geschützt. Jede Verwendung außerhalb der engen Grenzen des Urheberrechts ist ohne Zustimmung des Verlags unzulässig und strafbar. Das gilt insbesondere für Vervielfältigungen, Übersetzungen, Mikroverfilmungen und für die Einspeicherung und Verarbeitung in elektronischen Systemen.

Die Wiedergabe von Warenbezeichnungen, Handelsnamen und sonstigen Kennzeichen in diesem Buch berechtigt nicht zu der Annahme, dass diese von jedermann frei benutzt werden dürfen. Vielmehr kann es sich auch dann um eingetragene Warenzeichen oder sonstige geschützte Kennzeichen handeln, wenn sie nicht eigens als solche gekennzeichnet sind.

1. Auflage 2017

Alle Rechte vorbehalten
© W. Kohlhammer GmbH, Stuttgart
Gesamtherstellung: W. Kohlhammer GmbH, Stuttgart

Print:
ISBN 978-3-17-028719-8

E-Book-Formate:
pdf: ISBN 978-3-17-028720-4
epub: ISBN 978-3-17-028721-1
mobi: ISBN 978-3-17-028722-8

Für den Inhalt abgedruckter oder verlinkter Websites ist ausschließlich der jeweilige Betreiber verantwortlich. Die W. Kohlhammer GmbH hat keinen Einfluss auf die verknüpften Seiten und übernimmt hierfür keinerlei Haftung.

Geleitwort zur Reihe

Die Psychotherapie hat sich in den letzten Jahrzehnten deutlich gewandelt: In den anerkannten Psychotherapieverfahren wurde das Spektrum an Behandlungsansätzen und -methoden extrem erweitert. Diese Methoden sind weitgehend auch empirisch abgesichert und evidenzbasiert. Dazu gibt es erkennbare Tendenzen der Integration von psychotherapeutischen Ansätzen, die sich manchmal ohnehin nicht immer eindeutig einem spezifischen Verfahren zuordnen lassen.

Konsequenz dieser Veränderungen ist, dass es kaum noch möglich ist, die Theorie eines psychotherapeutischen Verfahrens und deren Umsetzung in einem exklusiven Lehrbuch darzustellen. Vielmehr wird es auch den Bedürfnissen von Praktikern und Personen in Aus- und Weiterbildung daran gelegen sein, sich spezifisch und komprimiert Informationen über bestimmte Ansätze und Fragestellungen in der Psychotherapie zu informieren. Diesem Bedürfnis soll die Buchreihe »Psychotherapie kompakt« entgegenkommen.

Die von uns herausgegebene neue Buchreihe verfolgt den Anspruch, einen systematisch angelegten und gleichermaßen klinisch wie empirisch ausgerichteten Überblick über die manchmal kaum noch überschaubare Vielzahl aktueller psychotherapeutischer Techniken und Methoden zu geben. Die Reihe orientiert sich an den wissenschaftlich fundierten Verfahren, also der Psychodynamischen Psychotherapie, der Verhaltenstherapie, der Humanistischen und der Systemischen Therapie, wobei auch Methoden dargestellt werden, die weniger durch ihre empirische, sondern durch ihre klinische Evidenz Verbreitung gefunden haben. Die einzelnen Bände werden, soweit möglich, einer vorgegeben inneren Struktur folgen, die als zentrale Merkmale die Geschichte und Entwicklung des Ansatzes, die Verbindung zu anderen Methoden, die empirische und klinische

Geleitwort zur Reihe

Evidenz, die Kernelemente von Diagnostik und Therapie sowie Fallbeispiele umfasst. Darüber hinaus möchten wir uns mit verfahrensübergreifenden Querschnittsthemen befassen, die u. a. Fragestellungen der Diagnostik, der verschiedenen Rahmenbedingungen, Settings, der Psychotherapieforschung und der Supervision enthält.

Harald J. Freyberger (Stralsund/Greifswald)
Rita Rosner (Eichstätt-Ingolstadt)
Ulrich Schweiger (Lübeck)
Günter H. Seidler (Dossenheim/Heidelberg)
Rolf-Dieter Stieglitz (Basel)
Bernhard Strauß (Jena)

Inhalt

Geleitwort zur Reihe.. 5

Einführung: Diagnostik in der Psychotherapie.................. 10
Rolf-Dieter Stieglitz und Harald J. Freyberger

I Allgemeine Grundlagen

1   Allgemeine Grundlagen der Diagnostik in der
    Psychotherapie... 19
    Anton-Rupert Laireiter und Karin Kalteis

2   Störungsübergreifende Verfahren in der Psychotherapie.. 31
    Rolf-Dieter Stieglitz und Harald J. Freyberger

3   Erfassung von Veränderungen.............................. 39
    Rolf-Dieter Stieglitz und Wolfgang Hiller

II Diagnostik in verschiedenen therapeutischen Schulen

4   Diagnostik in der Psychoanalyse und in der
    tiefenpsychologisch fundierten Psychotherapie............ 49
    Wolfgang Schneider

5   Diagnostik in der Gesprächspsychotherapie 62
    Jochen Eckert und Reinhold Schwab

Inhalt

6	Diagnostik in der Verhaltenstherapie .... *Rebekka Neu, Martin grosse Holtforth und Wolfgang Lutz*	74
7	Diagnostik in der Systemischen Paar- und Familientherapie. .... *Maria Borcsa und Julia Hille*	86
III	**Störungsspezifische Diagnostik**	
8	Diagnostik bei schizophrenen Störungen .... *Reinhard Maß*	103
9	Diagnostik bei affektiven Störungen..................... *Lars P. Hölzel, Philomena Storz und Claus Normann*	113
10	Diagnostik bei Panik und Agoraphobie .... *Sandra Brogli und Klaus Bader*	123
11	Diagnostik bei Generalisierter Angststörung............. *Jürgen Hoyer und Andre Pittig*	135
12	Diagnostik bei sozialen Angststörungen .... *Jihong Lin und Ulrich Stangier*	145
13	Diagnostik bei posttraumatischen Belastungsstörungen .. *Harald J. Freyberger und Rolf-Dieter Stieglitz*	155
14	Diagnostik bei Zwangsstörungen....................... *Jan Terock, Deborah Janowitz und Hans-Jörgen Grabe*	166
15	Diagnostik bei dissoziativen Störungen................. *Carsten Spitzer, Rolf-Dieter Stieglitz und Harald J. Freyberger*	177

| 16 | Diagnostik bei Essstörungen | 187 |

Beate Steinfeld, Anika Bauer, Andrea S. Hartmann und Silja Vocks

| 17 | Diagnostik bei somatoformen Störungen und anderen Störungen mit unspezifischen körperlichen Beschwerden | 196 |

Wolfgang Hiller

| 18 | Diagnostik bei Borderline-Persönlichkeitsstörungen | 209 |

Harald J. Freyberger und Rolf-Dieter Stieglitz

Verzeichnis der Herausgeber und Autoren 219

Sachwortverzeichnis 225

Einführung: Diagnostik in der Psychotherapie

Rolf-Dieter Stieglitz und Harald J. Freyberger

Diagnostik hat im Kontext der Psychotherapie im deutschsprachigen Raum über Jahrzehnte bestenfalls eine untergeordnete Rolle gespielt. Zu Beginn einer Therapie beschränkt sich diese oft auf die Diagnosestellungen nach einem etablierten Klassifikationssystem (ICD-10 oder DSM-IV/-5). Im Verlauf finden dann nur noch selten diagnostische Verfahren Anwendung, die z. B. den Therapiefortschritt dokumentieren. Diagnostik wurde oft wegen des mit ihr verbundenen strukturierten Vorgehens als belastend für die therapeutische Beziehung betrachtet und zumeist wurde auf sie zu Gunsten einer hermeneutischen oder pragmatischen Betrachtungsweise verzichtet. Auch nachvollziehbare diagnostische Ansätze zu differenzierteren Fallkonzeptionen wurden erst allmählich entwickelt (Schneider und Freyberger 2014; Freyberger und Caspar im Druck). Lediglich in der Gesprächspsychotherapie hat sie eine lange Tradition (▶ Kap. 5).

Im angloamerikanischen Bereich spielt die Integration einer umfassenden Psychodiagnostik in die Psychotherapie seit Jahren eine ungleich größere Rolle. Exemplarisch sei auf drei herausragende Monografien verwiesen, die zu den ersten umfassenderen Arbeiten zu dieser Thematik gehören:

- Ogles et al. (1996) legten eine Übersicht zu Verfahren zur Outcome-Messung vor und gaben Empfehlungen für die praktische Anwendung ab. Als besonders positiv zu erwähnen sind die detaillierten Ausführungen zu Fragen der Veränderungsmessung unter klinischen Gesichtspunkten.
- Im Buch von Strupp et al. (1997) wurde von einer Bestandsaufnahme der psychotherapeutischen Outcome-Forschung bezogen auf die affek-

tiven, Angst- und Persönlichkeitsstörungen ausgegangen. Darauf aufbauend wurden Kriterien für die Auswahl von Instrumenten entwickelt und Vorschläge für Standardverfahren (sog. core battery) gegeben.
- Im Buch von Antony und Barlow (2002) wird besonders auf die enge Verzahnung von Diagnostik und Therapie hingewiesen, bezogen auf 13 ausgewählte Störungen (u. a. alle Angststörungen nach DSM-IV, Depression Schizophrenie, Persönlichkeitsstörungen). Auch hier werden explizite Empfehlungen für einzelne Verfahren formuliert.

Diese Vorschläge wurden im deutschsprachigen Bereich kaum rezipiert bzw. als eigenständige Ansätze entwickelt. Ausnahmen bilden das Buch von Laireiter (2000), das multiaxiale System der Operationalisierten Psychodynamischen Diagnostik (AK OPD 2001) und das Rahmenmodell psychotherapeutischer Diagnostik von Grawe und Braun (1994) mit ihrem sog. »Figurationsanalytischen Ansatz«. Letztere schlugen verschiedene Möglichkeiten der Kontrolle von Prozess- und Ergebnisqualität vor. Versucht wurde, die Veränderung eines einzelnen Patienten[1] in Bezug auf die relevante Bezugs- oder Referenzgruppe abzubilden, d. h. eine Gruppe vergleichbarer Psychotherapiepatienten (= Figuration). Unterschieden wurde zwischen Effekt-, Zustands- und Prozessfiguration unter Verwendung psychometrischer Verfahren. Effektfiguration umfasst die Bewertung der Veränderung im Prä-Post-Vergleich, Zustandsfiguration den Ausgangszustand des Patienten bei Therapiebeginn und Prozessfiguration die Prozessqualität der Therapie, erfasst mittels sog. »Stundenbögen«. Diese beinhalten u. a. die Erfassung der Zufriedenheit mit der Therapie sowie Fortschritte innerhalb und außerhalb der Therapie (vgl. hierzu auch Stieglitz und Hiller 2014; ▶ Kap. 3).

Trotz dieser seit langem existierenden Vorschläge ist erst allmählich die Tendenz einer stärkeren *Verbindung zwischen Diagnostik und Therapie* auch im deutschsprachigen Bereich erkennbar. Hierfür lassen sich verschiedene Faktoren verantwortlich machen:

---

1 Nachfolgend soll der Begriff Patient verwendet werden, wobei selbstverständlich ebenso Patientinnen damit gemeint sind. Dies gilt auch für alle anderen in diesem Band verwendeten entsprechenden Formulierungen.

- Zunahme von verfügbaren Verfahren, d. h. sowohl störungs- als auch z. T. therapierelevante Verfahren (vgl. Teil III in diesem Band)
- z. T. Zunahme an Verfahren, die aus einer Therapietheorie abgeleitet sind bzw. in enger Beziehung dazu stehen (vgl. hierzu auch Teil II in diesem Band),
- zunehmende Forderung, die Qualität der Behandlung zu dokumentieren (Stichwort Qualitätssicherung/-management; vgl. z. B. Härter et al. 2003),
- Erkennen des eigenen Nutzens für die therapeutische Arbeit.

Diese Entwicklungen und Möglichkeiten aufzuzeigen, ist Gegenstand des vorliegenden Bandes.

Ein Problem bei der Auswahl und Anwendung von psychometrischen Verfahren besteht jedoch unverändert darin, dass es bis heute kein sog. *»Evidence Based Assessment«* (vgl. im Überblick Hunsley und Mash 2007) gibt mit Vorgaben, welche verbindlichen Anforderungen an psychodiagnostische Verfahren gestellt werden und welche Verfahren zur Anwendung kommen sollten. *Therapieleitlinien* verschiedener nationaler wie internationaler Fachgesellschaften bezüglich einzelner Störungsbilder fokussieren fast ausschließlich auf die Therapie, der Fokus der Diagnostik liegt meist auf der somatischen und klassifikatorischen Diagnostik, eine psychometrische, direkt therapiebezogene Diagnostik wird (wenn überhaupt) eher am Rande erwähnt (Freyberger und Stieglitz 2006) und bleibt dann auch eher allgemein im Hinblick auf die Empfehlung einzelner Verfahren, meist an deren Bekanntheitsgrad und nicht psychometrischer Qualität orientiert.

Exemplarisch sei auf den Aspekt der Zunahme an Verfahren hingewiesen. Bereits vor ca. 25 Jahren gab es erste Zusammenstellungen von Instrumenten für die Psychotherapie:

- Hank et al. (1990) stellten erstmalig Verfahren für den Paar- und Familienbereich zusammen.
- Brähler et al. (2003) publizierten die Zusammenstellung »Diagnostische Verfahren in der Psychotherapie« von insgesamt 46 Verfahren, die für den Einsatz auch in der Psychotherapie empfohlen wurden.

Von beiden Bänden liegen zwischenzeitlich Neuauflagen vor (Richter et al. 2015 sowie Geue et al. 2016) sowie Erweiterungen und Ergänzungen (Strauss und Schumacher 2005 zu klinischen Interviews und Ratingskalen, Schumacher et al. 2003 zu Verfahren zur Erfassung von Lebensqualität und Wohlbefinden).

Basierend auf den Entwicklungen der letzten Jahre versucht der vorliegende Band, einen Überblick zu Möglichkeiten der Diagnostik in der Psychotherapie zu geben. Neben den allgemeinen Grundlagen und Möglichkeiten (Teil I) wird aus Sicht der wichtigsten Therapieschulen (tiefenpsychologisch, gesprächspsychotherapeutisch, verhaltenstherapeutisch, systemisch) der Stellenwert der Diagnostik dargestellt (Teil II). Der Schwerpunkt dieses Bandes liegt auf der Darstellung der störungsspezifischen Diagnostik ausgewählter Störungsgruppen (Teil III). Gerade in diesem Bereich sind die umfangreichsten Entwicklungen erkennbar, bedingt durch die zunehmenden störungsspezifischen Therapieangebote mit der Entwicklung entsprechender Verfahren.

Insgesamt musste eine Auswahl getroffen werden, da es den Rahmen des Bandes gesprengt hätte, zu allen Störungen entsprechende Kapitel aufzunehmen. Als Auswahlkriterien wurde neben der klinischen Relevanz der Störungen vor allem berücksichtigt, ob überhaupt Instrumente in den gegebenen Bereichen vorliegen. So musste z. B. die relevante Gruppe der Anpassungsstörungen wegen des Fehlens geeigneter Instrumente ausgeschlossen werden. Bei den Persönlichkeitsstörungen konnte nur die Borderline-Persönlichkeitsstörung einbezogen werden, da nur hier Verfahren vorliegen.

Um den praktischen Nutzen (clinical utility) des vorliegenden Bandes herauszustellen, wurden (bis auf wenige Ausnahmen) nur Verfahren einbezogen, die auch in deutscher Sprache verfügbar sind, d. h. es mussten zumindest deutschsprachige Übersetzungen vorliegen und für diese zusätzlich auch Validierungsstudien vorliegen.

Die diagnostischen Referenzsysteme der nachfolgenden Kapitel stellen die verschiedenen Versionen der *International Classification of Diseases* (lCD; dt. Internationale Klassifikation psychischer Störungen) der World Health Organisation (WHO) und das *Diagnostic and Statistical Manual of Mental Disorders* (DSM; dt. Diagnostisches und Statistisches Manual Psychischer Störungen) der American Psychiatric Association (APA) dar.

Um Redundanzen der Zitierungen in den einzelnen Kapiteln zu vermeiden, werden nachfolgend die deutschsprachigen Bezugsreferenzen aufgeführt:

ICD

- Klinisch-diagnostische Leitlinien: Dilling et al. (2015)
- Forschungskriterien: Dilling et al. (2011)

DSM

- DSM-III: Koehler und Sass (1984)
- DSM-III-TR: Wittchen et al. (1989)
- DSM-IV: Sass et al. (1996)
- DSM-IV-TR: Sass et al. (2003)
- DSM-5: Falkai und Wittchen (2015)

Ziel des Buches ist es, dem Kliniker Anregungen und Empfehlungen zu geben, der Diagnostik in der Psychotherapie einen größeren Stellenwert einzuräumen. Es wurden Hinweise und Empfehlungen in die Abschnitte aufgenommen, Instrumente entsprechend den eigenen Bedürfnissen auszuwählen. Erst so kann deren Nutzen erkannt werden. Der Verzicht auf eine differenzierte Eingangs- und vor allem aber auch Verlaufsdiagnostik lässt sich kaum begründen. Eine unzureichende Diagnostik zu Beginn der Therapie lässt eine gute Therapieplanung kaum zu, der Verzicht auf eine Diagnostik im Verlauf lässt Fortschritte oder auch Stagnation nicht hinreichend erkennen.

Unser Dank im gesamten redaktionellen Prozess der Erstellung dieses Bandes gilt Frau BSc Milena Hauke, die mit großer Umsicht, Genauigkeit und Engagement wesentlich zum Gelingen dieses Bandes beigetragen hat, sowie Frau MSc Sarah Königer, die an der Endredaktion wesentlich beteiligt war.

Literatur

Antony MM, Barlow DH (Eds.) (2002) Handbook of assessment and treatment planning for psychological disorders (2nd ed.). New York: Guilford.

Arbeitskreis OPD (Hrsg.) (2001) Operationalisierte Psychodynamische Diagnostik (OPD). Grundlagen und Manual. Bern: Huber.

Brähler E, Schumacher J, Strauss B (Hrsg.) (2003) Diagnostische Verfahren in der Psychotherapie. Göttingen: Hogrefe.

Dilling H, Mombour W, Schmidt MH (Hrsg.) (2015) Internationale Klassifikation psychischer Störungen, ICD-10, Kapitel V (F). Klinische Beschreibungen und diagnostische Leitlinien (10. Aufl.). Bern: Huber.

Dilling H, Mombour W, Schmidt MH, Schulte-Markwort E (Hrsg.) (2011) Internationale Klassifikation psychischer Störungen, ICD-10, Kapitel V (F). Forschungskriterien (5. Aufl.). Bern: Huber.

Falkai P, Wittchen HU (Hrsg.) (2015) Diagnostisches und Statistisches Manual Psychischer Störungen (DSM-5®). Göttingen: Hogrefe.

Freyberger HJ, Caspar F (im Druck) Diagnostik und Psychotherapie. In: Herpertz SC, Lieb K, Caspar F (Hrsg.) Störungsorientierte Psychotherapie. München: Urban & Fischer.

Freyberger HJ, Stieglitz RD (2006) Leitlinien zur Diagnostik in der Psychiatrie und Psychotherapie. Z Psychol Psychiatr Psychother 54:23–33.

Geue K, Strauss B, Brähler E (Hrsg.) (2016) Diagnostische Verfahren in der Psychotherapie (3. Aufl.). Göttingen: Hogrefe.

Grawe K, Braun U (1994) Qualitätskontrolle in der Psychotherapie-Praxis. Z Klin Psychol 23:242–267.

Härter M, Linster HW, Stieglitz RD (Hrsg.) (2003) Qualitätsmanagement in der Psychotherapie. Göttingen: Hogrefe.

Hank G, Hahlweg K, Klann N (Hrsg.) (1990) Diagnostische Verfahren für Berater. Materialien zur Diagnostik und Therapie in Ehe-, Familien- und Lebensberatung. Weinheim: Beltz-Test.

Hunsley J, Mash EJ (2007) Evidence-based assessment. Annu Rev Clin Psychol 3:29–51.

Koehler K, Sass H (Hrsg.) (1984). Diagnostisches und Statistisches Manual Psychischer Störungen (DSM-III). Weinheim: Beltz.

Laireiter AR (Hrsg.) (2000) Diagnostik in der Psychotherapie. Wien: Springer.

Ogles BM, Lambert MJ, Masters KS (Eds.) (1996) Assessing outcome in clinical practice. Boston: Ally and Bacon.

Richter D, Brähler E, Ernst J (Hrsg.) (2015) Diagnostische Verfahren für Beratung und Therapie von Paaren und Familie. Göttingen: Hogrefe.

Sass H, Wittchen HU, Zaudig M (1996) Diagnostisches und Statistisches Manual Psychischer Störungen (DSM-IV). Göttingen: Hogrefe.

Sass H, Wittchen HU, Zaudig M, Houben I (2003) Diagnostisches und Statistisches Manual Psychischer Störungen - Textrevision (DSM-IV-TR). Göttingen: Hogrefe.

Schneider W, Freyberger HJ (2014) Diagnostik in der Psychotherapie. Psychotherapeut 59:439–447.

Schumacher J, Klaiberg A, Brähler E (Hrsg.) (2003) Diagnostische Verfahren zur Lebensqualität und Wohlbefinden. Göttingen: Hogrefe.

Stieglitz RD, Hiller W (2014) Strategien und Instrumente der Veränderungsmessung. Z Psychiatr Psychol Psychother 62:101–111.
Strauss B, Schumacher J (Hrsg.) (2005) Klinische Interviews und Ratingskalen. Göttingen: Hogrefe.
Strupp HH, Horowitz LM, Lambert MJ (Eds.) (1997) Measuring patient changes in mood, anxiety, and personality disorders: Toward a core battery. Washington, DC: American Psychological Association.
Wittchen HU, Sass H, Zaudig M, Köhler K (Hrsg.) (1989). Diagnostisches und Statistisches Manual Psychischer Störungen – Revision (DSM-III-R). Weinheim: Beltz.

I Allgemeine Grundlagen

1 Allgemeine Grundlagen der Diagnostik in der Psychotherapie

Anton-Rupert Laireiter und Karin Kalteis

1.1 Einleitung

Von den vielen Aufgaben, die Diagnostik in der Klinischen Psychologie hat (Befundung, Begutachtung, Erklärung, Indikation etc.; Röhrle et al. 2007), sind diejenigen im Rahmen der Psychotherapie von besonderer Bedeutung: Diagnostik übernimmt hier im Vergleich zu anderen Anwendungsbereichen eigene Aufgaben und ist zentraler Bestandteil derselben und Voraussetzung für diese. Die Bedeutung der Diagnostik für die Psychotherapie wird daher heute kaum mehr in Frage gestellt (Laireiter 2011a) und die Anzahl entsprechender Publikationen hat in den letzten Jahren zugenommen (z. B. grosse Holtforth et al. 2009; Röhrle et al. 2007). Auch sehen verschiedene Richtlinien, z. B. zur Dokumentation oder Qualitätssicherung (grosse Holtforth et al. 2009; Laireiter 2011c), Diagnostik als einen verpflichtenden Bestandteil der Psychotherapie.

Die Diagnostik selbst und das Verhältnis von Diagnostik und Therapie zueinander haben sich stark verändert: Vermehrt werden therapierelevante Methoden entwickelt (z. B. OPD, klinische Verhaltensanalyse, Therapietracking), ebenso wird anerkannt, dass der Wert der Diagnostik nicht nur zu Beginn einer Therapie gegeben ist, sondern auch in der Verlaufs- und Prozesssteuerung (Boswell et al. 2015) und für die Evaluation (▶ Kap. 3). Störungsbezogene Therapieprogramme haben vermehrt an Bedeutung gewonnen, exakte Diagnostik ist hier integraler Bestandteil einer qualitätsgerechten Durchführung (Röhrle et al. 2007).

Im vorliegenden Kapitel wird die Bedeutung, die die Diagnostik für die Psychotherapie besitzt, anhand ihrer spezifischen Funktionen in den verschiedenen Therapiephasen aufgezeigt. Abschließend werden Qualitätskriterien erörtert, die für deren Durchführung relevant sind.

1.2 Diagnostik im Prozess der Psychotherapie

Allgemein kann man drei große diagnostische Fragestellungen unterscheiden (Laireiter 2011a): Statuserfassung, Prozess- und Veränderungsdiagnostik sowie Evaluation. Diese entsprechen gleichzeitig den zentralen Aufgaben der Diagnostik im Verlauf der Psychotherapie (grosse Holtforth et al. 2009).

1.2.1 Diagnostik zu Therapiebeginn

Zu Therapiebeginn hat Diagnostik vor allem statusdiagnostische und indikatorische Aufgaben. Entsprechend wird diese häufig auch als *indikative* oder *indikationsorientierte Diagnostik* bezeichnet (grosse Holtforth et al. 2009).

Funktionen und Aufgabenbereiche von Diagnostik zu Therapiebeginn – indikationsorientierte Diagnostik (erweitert nach Laireiter 2011, S. 16 f.)

- Beschreibung/Identifikation und Erfassung psychischer Auffälligkeiten und Probleme
- Erfassung psychopathologischer Status (status psychicus) und Diagnostik der Suizidalität
- Klassifikation und Diagnostik psychischer Störungen
- Differenzialdiagnostik
- orientierungsspezifische Beschreibung, Erfassung und Analyse von Therapieproblemen (»Theorienbezogene Diagnostik«, z. B. Problem-/Verhaltensanalyse, psychodynamische Diagnostik, systemische Diagnostik)

1 Allgemeine Grundlagen der Diagnostik in der Psychotherapie

- biografische Analyse und Anamnestik; Klärung ätiologischer Fragestellungen
- Klärung prognostischer Fragestellungen: möglicher Therapieverlauf, Störungsverlauf etc.
- Ressourcendiagnostik: Erfassung psychologischer und sozialer Ressourcen, Resilienz
- Analyse möglicher therapeutischer Zielvariablen und Zielbereiche (Goal Attainment Scaling, GAS)
- Unterstützung von Indikation, Fallkonzeption und Therapieplanung
- Dokumentation
- therapeutische Aufgaben: Rückmeldung, Psychoedukation etc.
- berufsrechtliche Aufgaben: Aufklärung, Informed Consent, Therapievereinbarung etc.
- Beginn evaluativer Diagnostik: Statuserhebung psychischer Auffälligkeiten, therapeutischer Zielvariablen, sonstiger evaluativer Parameter, Zielvereinbarungen und -festlegungen, Kernsymptomatik etc.

Neben der Einschätzung des psychopathologischen Status und der Vergabe von Diagnosen sind die Therapieprobleme im Sinne der jeweiligen Therapieorientierung zu erfassen und zu analysieren, um darauf aufbauend eine Fallkonzeption und eine therapeutische Strategie mit entsprechendem Vorgehen zu entwickeln.

Ein zentrales weiteres Element zu Therapiebeginn ist im Sinne der Sicherung der Prozess- und Ergebnisqualität die Durchführung quantifizierender Erhebungen, vor allem in den zentralen Behandlungsbereichen, den vereinbarten Therapiezielen (grosse Holtforth et al. 2009) und wichtigen Prozessvariablen, um nach späteren Erhebungen Veränderungsbeurteilungen vornehmen zu können (▶ Kap. 3). Welche Bereiche dabei erfasst und welche Verfahren eingesetzt werden sollen, wird kontrovers diskutiert (z. B. grosse Holtforth et al. 2009; Röhrle et al. 2007). Einigkeit besteht hingegen darin, dass qualitätssichernde Evaluation in der Praxis ökonomisch sein muss und sowohl die Kernsymptomatik wie auch darüber hinausgehende Bereiche, z. B. Befindlichkeit, zwischenmenschliche Probleme, Therapieziele und relevante Prozessvariablen, abdecken soll.

1.2.2 Diagnostik im Therapieverlauf

Nach Abschluss der diagnostischen und indikatorischen Phase (Probatorik) und der Genehmigung der Therapie durch den Kostenträger beginnt die eigentliche Behandlung, in deren Verlauf die Diagnostik neue Funktionen annimmt.

Funktionen und Aufgabenbereiche von Diagnostik im Therapieverlauf – therapiebegleitende Diagnostik
(erweitert nach Laireiter 2011, S. 17 f.)

- Verlaufs- und Prozessmonitoring/Therapietracking: kontinuierliche Erfassung von
  - psychischen Symptomen und therapeutischen Zielvariablen (Verlaufsdiagnostik)
  - therapeutischen Prozessvariablen (Prozessdiagnostik)
- evaluative Diagnostik/Zwischenevaluation(en):
  - Status- und Veränderungsdiagnostik (▶ Kap. 3)
  - Zielerreichungsbeurteilung (GAS)
- Unterstützung adaptiver Indikation
- Unterstützung weiterer Prognose
- Dokumentation
- therapeutische Aufgaben: Information, Psychoedukation, Einsicht etc.
- berufsrechtliche Aufgaben: Aufklärung, Informed Consent etc.

Die zentralste Funktion ist das Monitoring des Behandlungsverlaufs (*therapiebegleitende Diagnostik*, vgl. Schulte 1996) auf zwei Ebenen. Auf der ersten Ebene erbringt das *Ergebnis- oder Verlaufsmonitoring* die Grundlage für die Einschätzung, ob sich eine Therapie in die richtige Richtung hin entwickelt (positive Veränderungen der Therapieprobleme, Erreichung der avisierten Therapieziele). Auf der zweiten Ebene erlaubt die Erfassung zentraler Prozessvariablen (*Prozessmonitoring*) im Sinne Schultes (1996) zweigleisigem Therapiemodell eine Beurteilung, ob sich diese Variablen (Therapiemotivation, Beziehungsqualität etc.) im funktionalen Bereich bewegen, sodass ein entsprechender Therapieerfolg erwartet werden kann (grosse Holtforth et al. 2009; Laireiter 2011b). Im Falle nicht positiver Ergebnisse wären in beiden Fällen unterschiedliche Maßnahmen der *adaptiven Indikation* zu setzen (Laireiter 2011b): Abänderung der Therapieziele, Bearbeitung der Therapiemotivation, neue Indikationsentscheidungen, Überweisung in stationäre Therapie etc. (vgl. Lambert und Vermeersch 2008).

Hinsichtlich des *Designs* kann therapiebegleitende Diagnostik unterschiedlich betrieben werden (Laireiter 2011b): Im Rahmen prospektiver Erfassungen finden sich längere und kürzere Erhebungsintervalle. Längere Erfassungen werden im Rahmen von Zwischenevaluationen durchgeführt und entsprechen herkömmlicher Veränderungsmessung (▶ Kap. 3). Kurzfristige Erfassungen variieren zwischen hoch- (z. B. täglich bis mehrmals täglich) und niederfrequenten Aufzeichnungen (einmal wöchentlich bis seltener). Hochfrequente Aufzeichnungen werden meist im wissenschaftlichen Kontext appliziert (grosse Holtforth et al. 2009), in der Praxis findet man meist tägliche (Tagebücher) bis wöchentliche Aufzeichnungen (Sitzungs-, Postsession-, Intersession-Aufzeichnungen) (Hoyer et al. 2009).

Unter *methodischer Perspektive* erfüllen in der Praxis in erster Linie (unsystematische) Befragungen und Beobachtungen des Therapeuten diese Aufgaben, aus Qualitätsüberlegungen heraus sind jedoch auch systematische Verfahren zu fordern, sowohl auf Problem-/Symptom- wie auch Prozessebene. Bezogen auf die *Symptomebene* kommen primär (klinische Kurz-)Skalen und Tagebuchverfahren zum Einsatz (Hoyer et al. 2009; Thiele et al. 2002), die den Verlauf der relevanten therapeutischen Zielvariablen (z. B. Symptome) erfassen. In diesem Zusammenhang kann auch der sogenannte *Intersession-Prozess* – die individuelle Auseinandersetzung mit der Therapie zwischen den Sitzungen – erfasst werden (Hartmann 1997). *Prozessbezogene Variablen* werden in der Regel über Stunden- und Prozessbögen erfasst, z. B. dem Berner Stundenbogen (grosse Holtforth et al. 2009).

Moderne Ansätze applizieren Prozess-, Intersession- und Verlaufsvariablen in Form integrierter computerisierter Monitoring- und Navigationssysteme. Diese als *Prozess- und Outcome-Monitoring* (oft auch als »therapy-tracking« oder »progress-monitoring«, Overington und Lonita 2012) bezeichnete Strategie geht von der empirisch gestützten Tatsache aus, dass die kontinuierliche Erfassung relevanter Therapievariablen und deren Feedback an den Therapeuten Effektivität und Dauer von Therapien nachhaltig verbessern und negative Therapieentwicklungen verhindern können (Boswell et al. 2015; Shimokawa et al. 2010). Die entsprechenden Variablen werden dazu regelmäßig (meist im Sitzungstakt oder täglich, z. B. Schiepek und Aichhorn 2013) über spezifische Outcome- und Prozess-Maße (Overington und Lonita 2012) »abgetastet«, über spezielle Algorithmen elektronisch verarbeitet, mit einem individuell steuerbaren Benchmarking-System mit »Ampelfunktion« (z. B. »orange« und »rot« für problematische und negative Entwicklung; »weiß« und »grün« für erwartete und positive Entwicklungen) versehen und rückgemeldet (Lambert und Vermeersch 2008). Therapietracking beginnt sich mittlerweile auch in der Praxis zu etablieren (auch im deutschsprachigen Raum, s. Dold et al. 2010; Schiepek und Aichhorn 2013) und kann so zu effektivem Outcome-Qualitätsmanagement beitragen (Boswell et al. 2015; Shimokawa et al. 2010).

1.2.3 Diagnostik zum Therapieende

Die zentrale Aufgabe der Diagnostik zum Therapieende ist die Ergebnis- oder Erfolgsmessung (in Begriffen der Evaluationsforschung als summative Evaluation bezeichnet). Entsprechend wird diese häufig auch als *evaluative Diagnostik* bezeichnet (grosse Holtforth et al. 2009; Laireiter 2011a).

Funktionen und Aufgabenbereiche von Diagnostik zum Therapieende – Veränderungs-/evaluative Diagnostik (erweitert nach Laireiter 2011, S. 17 f.)

- mehrdimensionale Therapieevaluation, z. B.:
  - indirekte Veränderungsmessung (Prä-Post-Vergleiche)
  - direkte Veränderungsmessung (subjektiv wahrgenommene Veränderung seit Therapiebeginn mittels Veränderungsskalen; ▶ Kap. 3)
  - Zielerreichungsbeurteilung (GAS)
  - Zufriedenheitsbeurteilungen, Qualitätsrückmeldungen

1 Allgemeine Grundlagen der Diagnostik in der Psychotherapie

  - Kriteriumsbezogene Evaluation (Vergleich mit Normen, klinischen Cut-offs, Diagnosekriterien etc.)
  - negative Effekte
- Statuserhebungen zu evtl. notwendigen Beurteilungen, z. B.:
  - vorhandene psychische Auffälligkeiten und Störungen (klinische Skalen, Diagnosen)
  - Arbeitsfähigkeit
  - Notwendigkeit weiterführender Betreuung
  - Verlaufs- und Stabilitätsprognose
- Prüfung der Stabilität der Therapieeffekte
  - Follow up/Katamnese
- Dokumentation
- therapeutische Aufgaben: Information, Rückmeldung etc.
- berufsrechtliche Aufgaben: Aufklärung, Informed Consent etc.

Dafür wurde eine Reihe von Strategien entwickelt, wovon die indirekte und die direkte Veränderungsmessung sowie die Zielerreichungsbeurteilung die wichtigsten sind. Zusätzlich sind die »kriterienbezogene Veränderungsmessung« und Zufriedenheitsbeurteilungen von Bedeutung. Diese und die entsprechenden Designs und Methoden (Ein-, Zwei-/Mehrpunkterhebungen, Status- vs. retrospektive Einschätzungen, Selbst- vs. Fremdbeurteilungen etc.) werden ausführlich in Kapitel 3 dieses Bandes behandelt. Therapieergebnisse sind aber auch zu beurteilen: Dafür bedarf es normierter Veränderungsverfahren (z. B. Goal Attainment Scaling; direkte Veränderungsmessung), zum anderen sollten bei der Wiederholung von Status- (Prä-Post-) Messungen Effektstärken, reliable klinische Veränderungen und die klinische Signifikanz routinemäßig bestimmt werden (▶ Kap. 3).

Über die Veränderungsmessung hinausgehend ist es zum Therapieende häufig wichtig, (noch) vorhandene Störungen, die Arbeitsfähigkeit, das soziale und berufliche Funktionieren, Risikofaktoren, Prognosen etc. zu bestimmen. Für entsprechende Verfahren sei auf die jeweiligen Kapitel dieses Buches verwiesen.

1.3 Anwendungs-, methodische und Qualitätskriterien der Diagnostik in der Psychotherapie

Therapiebezogene Diagnostik besitzt eine Reihe von Qualitätskriterien, ebenso wie deren adäquate Anwendung an solche gebunden ist. Kriterien, die sich aus Abschnitt 1.2 ergeben, werden im Folgenden nur kurz erwähnt.

1.3.1 Diagnostik ist integraler Bestandteil des psychotherapeutischen Prozesses

Die bisherigen Ausführungen machen deutlich, dass therapeutisches Handeln ohne Diagnostik nicht möglich ist: Ohne indikatorische Diagnostik keine Fallkonzeption, Indikation und Therapieplanung (grosse Holtforth et al. 2009; Laireiter 2011a), ohne Verlaufs- und Veränderungsdiagnostik keine adäquate und qualitätsgesicherte therapeutische Arbeit (Laireiter 2011b, c) und ohne Ergebnismessung keine Beurteilung der Ergebnisqualität und kein Qualitätsmanagement in der therapeutischen Praxis (Laireiter 2011c). Grosse Holtforth et al. (2009, S. 1) sprechen daher zu Recht davon, dass die Diagnostik der »verlängerte Arm der Therapie« sei.

1.3.2 Diagnostik in der Psychotherapie ist multifunktional

Diagnostik besitzt im Therapieverlauf multiple Funktionen (grosse Holtforth et al. 2009; Laireiter 2011a). Auch das machen die bisherigen Ausführungen deutlich (vgl. die Aufzählungen in ▶ Kap. 1.2).

1.3.3 Diagnostik in der Psychotherapie ist multimodal

Methodisch sollte Diagnostik in der Psychotherapie multimodal betrieben werden (Baumann und Stieglitz 2001). Nicht nur, dass unterschiedliche

Konstrukte und Funktionsbereiche (Störungen, Anamnese, Therapieansatzpunkte, Prozess, Veränderung etc.) auf unterschiedlichen Datenebenen (Erleben, Verhalten, Interaktionen, biologische Prozesse) zu erfassen sind, es sind diese auch aus unterschiedlichen Perspektiven (Therapeut, Klient, Bezugspersonen etc.) und mittels unterschiedlicher Verfahren (Interviews, Beobachtung, Selbst- und Fremdbeurteilung) erhebbar.

1.3.4 Diagnostik in der Psychotherapie ist »mehrfachtheoretisch« verortet

Therapiebezogene Diagnostik basiert auf verschiedenen diagnostischen Konzepten (Laireiter 2011a): Im Zusammenhang mit der Erfassung psychischer Störungen ist klinisch-psychologische und psychiatrische Diagnostik relevant wie auch somatisch-medizinische. Im Zusammenhang mit Problem- und Symptomerfassung, dem Verlaufs- und Prozessmonitoring und der Evaluation spielt die psychologische Diagnostik eine zentrale Rolle und für die Fallkonzeption wiederum sind Konzepte und Methoden der jeweiligen therapeutischen Orientierung (z. B. Problemanalyse, psychodynamische Diagnostik; Laireiter 2011a; Röhrle et al. 2007) von Bedeutung. Für eine adäquate Durchführung der Diagnostik sind demnach sowohl Kenntnisse der Psychopathologie und Symptomatik psychischer Störungen wie auch der Grundlagen und Methoden psychologischer, insbesondere klinisch-psychologischer Diagnostik und der entsprechenden Verfahren (Beobachtung, Rating, Interviews, Checklisten, Veränderungsmessung etc.) nötig, ebenso wie von Konzepten und Methoden der jeweiligen therapeutischen Orientierung (z. B. OPD; Verhaltensanalyse).[2] Dies verlangt auch, dass Kenntnisse und Fertigkeiten in diesen Bereichen auch in der Ausbildung ausreichend vermittelt werden.

---

2 Baumann und Stieglitz (2001) sprechen in diesem Zusammenhang von »*theoriengeleiteter vs. technologischer Diagnostik*«. Da aber der psychologischen wie der klinisch-psychologischen und psychiatrischen Diagnostik auch Theorien zugrunde liegen und diese somit ebenfalls theoretisch sind, wird diese Dichotomisierung hier nicht verwendet.

1.3.5 Diagnostik in der Psychotherapie ist an spezifische Qualitätskriterien gebunden

Für die Anwendung und Durchführung der Diagnostik in der Psychotherapie sind methodische und Anwenderkriterien zu beachten: Unter *methodischen Gesichtspunkten* ist eine adäquate Testkonstruktion und die Berücksichtigung der Testtheorie, insbesondere für die Veränderungsmessung (vgl. Stieglitz und Hiller in diesem Band), wichtig. Hunsley und Mash (2005) betonen in diesem Zusammenhang, dass (empirisch fundierte) Diagnostik in der Psychotherapie insbesondere die Kriterien der klinischen Nützlichkeit und Funktionalität (Vermeidung diagnostischer Fehler, der Unterstützung therapeutischer Entscheidungsfindung und Qualitätssicherung), der Kostenreduktion der Therapie, der Testfairness, der Akzeptanz durch Anwender (Therapeuten, Patienten) und der Ökonomie sowie der effizienten Kosten-Nutzen-Relation zu erfüllen hat. Die Vorteile des Einsatzes entsprechender Verfahren und Vorgehensweisen sollten den damit verbundenen Aufwand deutlich übersteigen. Dazu sollten in erster Linie leicht zu handhabende computerbasierte Verfahren entwickelt und verwendet werden.

Anwenderkriterien werden von Laireiter (2011a, S. 17 ff.) diskutiert: Aus der Dokumentations- und Sorgfaltspflicht sowie aus der Verpflichtung zur Qualitätssicherung folgt relativ eindeutig eine Verpflichtung zu umfassender diagnostischer Begleitung des Therapieprozesses. Aus methodischen und Qualitätsgründen ist der Einsatz systematischer (wenn möglich standardisierter) Verfahren unumgänglich. Normwerte und standardisierte Veränderungswerte sollten, wann immer möglich, berücksichtigt werden. Dies impliziert, wie in Abschnitt 1.3.4 bereits festgehalten, dass sich Psychotherapeuten aller Provenienz fundierte Kenntnisse in den Grundlagen, Strategien und Methoden der Diagnostik in der Psychotherapie anzueignen haben, ebenso wie diese in der Ausbildung entsprechend zu berücksichtigen sind. Damit Diagnostik im therapeutischen Prozess adäquat zur Anwendung kommen kann, sind die entsprechenden Erhebungen in den verschiedenen Phasen korrekt durchzuführen (s. o.).

1.3.6 Diagnostik ist zentraler Bestandteil der Qualitätssicherung von Psychotherapie

Ein adäquater Einsatz der Diagnostik in der Psychotherapie ist sowohl ein Qualitätskriterium der Psychotherapie selbst, wie er auch eine zentrale Voraussetzung für die Struktur-, Prozess- und Ergebnisqualität darstellt: Ergebnisse einer fundierten indikatorischen Diagnostik ermöglichen erst adäquate Fallkonzeptionen, Therapieindikationen und -planungen; kontinuierliches Monitoring und Feedback tragen zu kontrollierter Therapiedurchführung und zur Vermeidung negativer Entwicklungen bei und eine reflektierte Evaluation unterstützt die Sicherung der Ergebnisqualität des Falles und der Praxis. Alle bisher angesprochenen Inhalte können im Rahmen von Qualitätszirkelarbeit und Supervision/Intervision bearbeitet werden und tragen so zu Qualitätsverbesserungen bei (Laireiter 2011c).

1.4 Fazit und Perspektiven

In dem vorliegenden Kapitel wurde die Bedeutung der Diagnostik für die Psychotherapie in ihren verschiedenen Abschnitten und für die Qualitätssicherung derselben herausgearbeitet. Psychotherapie kann ohne Diagnostik nicht durchgeführt werden. Für die Zukunft wird es wichtig sein, die Diagnostik noch praktikabler zu machen und computergestützte und in der Praxis anwendbare Methodenpakete zu entwickeln, um sie effizienter in den therapeutischen Prozess integrieren zu können.

Literatur

Baumann U, Stieglitz RD (2001) Psychodiagnostik psychischer Störungen: Allgemeine Grundlagen. In: Stieglitz RD, Baumann U, Freyberger HJ (Hrsg.) Psychodiagnostik in Klinischer Psychologie, Psychiatrie, Psychotherapie. Stuttgart: Thieme. S. 3–20.

Boswell JF, Kraus DR, Miller SD, Lambert MJ (2015) Implementing routine outcome monitoring in clinical practice: Benefits, challenges, and solutions. Psychother Res 25:6–19.

Dold M, Lenz G, Demal U, Aigner M (2010) Monitoring- und Feedback-Systeme in der Psychotherapie. Psychotherapie Forum 18:208–214.

grosse Holtforth M, Lutz W, Grawe K (2009) Interventionsbezogene Diagnostik. In: Hautzinger M, Pauli P (Hrsg.) Psychotherapeutische Methoden. Göttingen: Hogrefe. S. 1–74.

Hartmann A (1997) Therapie zwischen den Stunden. Explorationen von Intersession-Prozessen. Frankfurt/Main: Peter Lang.

Hoyer J, Schneider S, Margraf J (2009) Fragebogen, Ratingskalen und Tagebücher für die verhaltenstherapeutische Praxis. In: Margraf J, Schneider S (Hrsg.) Lehrbuch der Verhaltenstherapie. Band 1: Grundlagen, Diagnostik, Verfahren, Rahmenbedingungen (3. Aufl.). Berlin: Springer. S. 377–390.

Hunsley J, Mash EJ (2005) Introduction to the special section on developing guidelines for the evidence-based assessment (EBA) of adult disorders. Psychol Assess 17:251–255.

Laireiter AR (2011a) Diagnostik in der Psychotherapie: Perspektiven, Aufgaben und Qualitätskriterien. In: Laireiter AR (Hrsg.) Diagnostik in der Psychotherapie (2. Aufl.). Wien: Springer. S. 3–23.

Laireiter AR (2011b) Therapiebegleitende Diagnostik: Verlaufs- und Prozessdiagnostik. In: Laireiter AR (Hrsg.) Diagnostik in der Psychotherapie (2. Aufl.). Wien: Springer. S. 321–339.

Laireiter AR (2011c) Diagnostik, Dokumentation und Qualitätssicherung von Psychotherapie. In: Laireiter AR (Hrsg.) Diagnostik in der Psychotherapie (2. Aufl.). Wien: Springer. S. 441–458.

Lambert MJ, Vermeersch DA (2008) Measuring and improving psychotherapy outcome in routine practice. In: Brown SD, Lent RW (Eds.) Handbook of counselling psychology. Hoboken, New Jersey: Wiley. pp. 233–248.

Overington L, Lonita G (2012) Progress monitoring measures: A brief guide. Can Psychol 53:82–92.

Röhrle B, Caspar F, Schlottke P (Hrsg.) (2007) Lehrbuch der klinisch-psychologischen Diagnostik. Stuttgart: Kohlhammer.

Schiepek G, Aichhorn W (2013) Real-Time Monitoring in der Psychotherapie. Psychother Psychosom Med Psychol 63:39–47.

Schulte D (1996) Therapieplanung. Göttingen: Hogrefe.

Shimokawa K, Lambert MJ, Smart DW (2010) Enhancing treatment outcome of patients at risk of treatment failure: Meta-analytic and mega-analytic review of a psychotherapy quality assurance system. J Consult Clin Psychol 78:298–311.

Thiele C, Laireiter A-R, Baumann U (2002) Deutschsprachige Tagebuchverfahren in Klinischer Psychologie und Psychotherapie. Z Klin Psychol Psychother 31:178–193.

2 Störungsübergreifende Verfahren in der Psychotherapie

Rolf-Dieter Stieglitz und Harald J. Freyberger

2.1 Einleitung

Verschiedenen Definitionen der Psychotherapie ist die Betonung der Zielgerichtetheit gemeinsam, was impliziert, die Erreichung der festgelegten Ziele auch zu überprüfen, d. h. zu objektivieren. Hierzu können im Rahmen einer therapiebegleitenden Diagnostik nach Diagnosestellung anhand eines anerkannten Klassifikationssystems psychometrische Verfahren zum Einsatz kommen, zu denen es verschiedene Systematisierungsversuche gibt (vgl. Stieglitz et al. 2001; Stieglitz 2008). Der einfachste Versuch unterscheidet zwischen störungsübergreifenden und störungsbezogenen Verfahren (zu letzteren vgl. Teil III in diesem Band).

2.2 Relevanz

Im Hinblick auf die Psychotherapie (speziell in der Forschung) wird immer wieder gefordert, der Komplexität des Patienten und seiner Problematik dadurch gerecht zu werden, in dem ein *multimodaler Ansatz* bei der Diagnostik zur Anwendung kommt (Stieglitz 2008). Innerhalb dieses Ansatzes wird zwischen unterschiedlichen Datenebenen (z. B. psychologische), Datenquellen und Funktionsbereichen unterschieden. In Studien ist deren Umsetzung durchaus denkbar, der Ansatz scheint für die Praxis jedoch eher unrealistisch zu sein (u. a. Zeitgründe). Während auf der Ebene der *Funktionsbereiche* auf psychologischer Ebene verschiedene Aspekte erfassbar sind (z. B. Depressivität oder Ängstlichkeit), spielen auf der Ebene der *Datenquellen* vor allem der Patient und unabhängige Untersucher die zentrale Rolle. Die wichtigsten Instrumentengruppen, auch im Bereich der Psychotherapie, sind die *Selbst- und Fremdbeurteilungsverfahren*, die zudem die zahlenmäßig größten Gruppen darstellen. Bei Selbstbeurteilungsverfahren ist der Patient die alleinige Informationsquelle, während bei der Fremdbeurteilung zusätzlich eigene Beobachtungen und Informationen in die Bewertung einfließen. Neben einer Reihe von Gemeinsamkeiten (u. a. breiter Anwendungsbereich), weisen beide Verfahren spezifische Vor- und Nachteile auf (vgl. im Überblick Stieglitz 2014). Die häufig gestellte Frage, Selbst- *oder* Fremdbeurteilungsverfahren einzusetzen, kann beim heutigen Wissensstand nur dahingehend beantwortet werden, dass sie sich nicht gegenseitig ersetzen können, da sie unterschiedliche, nicht austauschbare Perspektiven darstellen. Ihnen kommt somit eher eine *komplementäre Funktion* zu (Baumann und Stieglitz 2001; Stieglitz 2008).

2.3 Übersicht über störungsübergreifende Verfahren

Störungsübergreifende Verfahren sind dadurch gekennzeichnet, dass sie *bei (fast) allen Störungsgruppen einsetzbar* sind. Je nach erfasstem Konstrukt(en) liefern sie unterschiedliche Informationen zu vielfältigen Facetten, die über das eigentlich jeweils im Vordergrund stehende Störungsbild hinausgehen, und stellen somit eine Ergänzung der störungsbezogenen Diagnostik dar (vgl. Teil III in diesem Band). Sie ermöglichen zudem eine Vergleichbarkeit zwischen Patienten unterschiedlicher Störungsgruppen. Dies ist insbesondere bei der Anwendung z. B. im Kontext der Qualitätssicherung bzw. des Qualitätsmanagements sinnvoll. Ein Nachteil besteht jedoch darin, dass sie bei alleiniger Anwendung oft zu unspezifisch, zu undifferenziert sind, um für die individuelle Therapie relevante Informationen zu liefern.

Tab. 2.1: Strukturierte und standardisierte Interviews zur klassifikatorischen Diagnostik

Verfahren (Abk.)	Autoren/Hrsg.	Art	Klassifikationssystem
Diagnostisches Interview bei Psychischen Störungen (DIPS)	Margraf et al.	strukturiert	DSM-IV
Strukturiertes Klinisches Interview für DSM-IV (SKID-I)	Wittchen et al.	strukturiert	DSM-IV
Schedules for Clinicial Assessment in Neuropsychiatry (SCAN)	van Gülick et al.	strukturiert	ICD-10
Mini-International Neuropsychiatric Interview (M.I.N.I.)	Sheehan et al.	strukturiert	DSM-IV/ICD-10
Composite International Diagnostic Interview (CIDI)	Wittchen und Semler	standardisiert	DSM-IV/ICD-10
Diagnostisches Expertensystem (DIA-X)	Wittchen und Pfister	standardisiert	DSM-IV/ICD-10

Nähere Angaben zu den Verfahren bei Stieglitz (2008), Geue et al. (2016), Strauss und Schumacher (2005)

Psychometrische Verfahren können generell auf verschiedenen Ebenen zur Anwendung kommen. In Abbildung 2.1 findet sich eine Differenzierung zwischen einer allgemeinen und therapiebezogenen bzw. störungsbezogenen Diagnostik (Ebenen 1–3).

Auf der Ebene 1 geht es um die zuverlässige *Diagnosestellung* nach dem jeweils gewählten Klassifikationssystem (kategoriale Diagnostik). Oft finden hier strukturierte oder standardisierte Interviews Anwendung (▶ Tab. 2.1). An diese werden oft ähnliche Anforderungen gestellt wie an psychometrische Tests, obwohl sie traditionell nicht dazu gerechnet werden, da sie u. a. keine Quantifizierungen/ Schweregradeinschätzungen erlauben. Für deren Bewertung ist vor allem das Gütekriterium der Interrater-Reliabilität relevant, d. h. möglichst hohen Übereinstimmung bei

I Allgemeine Grundlagen

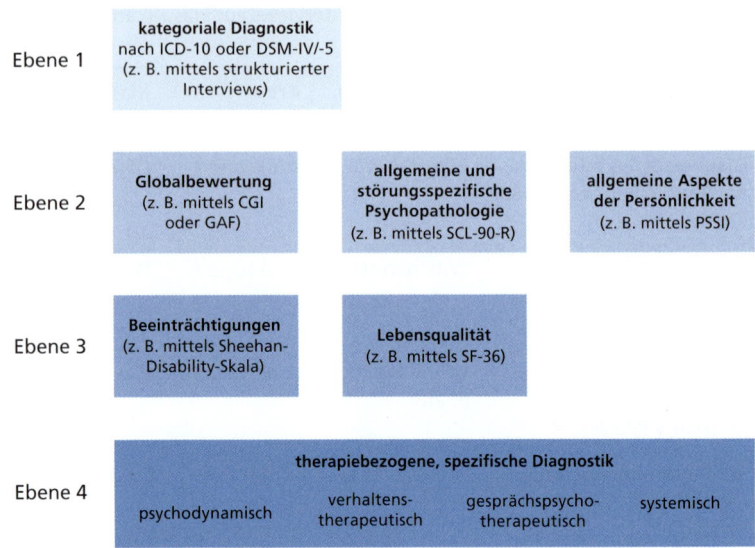

Abb. 2.1: Diagnostische Ebenen im Kontext der Psychotherapie (modifiziert nach Stieglitz 2014)

Anwendung des Verfahrens durch unterschiedliche Untersucher bei demselben Patienten. Dieses lässt sich vor allem durch ein umfassendes Training erreichen. Gleiches gilt auch für die oft alternativ eingesetzten Checklisten (vgl. im Detail Stieglitz 2008), die gegenüber Interviews meist weniger zeitintensiv sind.

Die Ebene 2 beinhaltet die Differenzierung hinsichtlich *klinisch relevanter Facetten über die Diagnose hinaus* (▶ Tab. 2.2). Hierzu zählt die allgemeine Einschätzung und Bewertung des Patienten hinsichtlich des globalen Niveaus der Symptomatik, wozu häufig die *Clinical Global Impressions* (CGI) eingesetzt wird. Diese ermöglicht neben der Zustandseinschätzung auch eine Veränderungsbeurteilung.

Bezüglich der *allgemeinen Psychopathologie* findet heute vor allem das *AMDP-System* Anwendung. Auf der Ebene der Selbstbeurteilungsverfahren kommt am häufigsten die *Symptom-Checklist* (SCL-90-R) zum Einsatz, die jedoch unter methodischem Aspekt nicht unproblematisch ist (z. B. postulierte Mehrdimensionalität fraglich), die Globalwerte indes als valide Indikatoren der Gesamtbeeinträchtigungen interpretierbar sind. Zunehmend häufiger zum Einsatz kommt der *Outcome Questionnaire* (OQ-45.2), der einen stärkeren Bezug zur Psychotherapie hat, da er in diesem Kontext auch entwickelt wurde. Er ermöglicht zusätzlich zur Quantifizierung der Symptomatologie auch die Erfassung zwischenmenschlicher Beziehungen sowie sozialer Integration als therapierelevante Dimensionen. Jedoch auch andere störungsübergreifende Bereiche sind wichtig wie z. b. die Erfassung allgemeiner Beschwerden oder auch der stärker fluktuierenden Befindlichkeiten oder Stimmungen (▶ Tab. 2.2).

Störungsbezogene Verfahren erlauben die Abbildung zentraler Aspekte der jeweiligen Störung (vgl. auch Teil III in diesem Band). Gerade auch in der Psychotherapie sind Aspekte der *Persönlichkeit* zu beachten, wozu sich z. B. das *Persönlichkeits-Stil- und Störungs-Inventar (PSSI)* anbietet, welches sich eng an der Definition der DSM-IV-Subtypen der Persönlichkeitsstörungen orientiert.

Auf der Ebene 3 kommen Verfahren zum Einsatz, die über die Psychopathologie und assoziierte Aspekte hinaus klinisch relevante Bereiche im Sinne der »*Folgen« der Störung* erfassen, wie Beeinträchtigungen oder Lebensqualität. Ersterer Bereich lässt sich z. B. einfach erfassen mit der häufig eingesetzten *Sheehan-Disability Scale* (SDS), während für den Bereich der Lebensqualität viele verschiedene Instrumente zur Verfügung stehen. Häufig eingesetzt wird der *Fragebogen zum Gesundheitszustand* (SF-36).

Auf der Ebene 4 kommen dann die verschiedenen *therapiebezogenen Verfahren* zur Anwendung, wobei hier eine Differenzierung hinsichtlich der Therapieschulen notwendig ist (vgl. Teil II in diesem Band).

Tab. 2.2: Skalen zur störungsübergreifenden Diagnostik (Beispiele)

Bereich	Verfahren (Abk.)	S/F*	Kennzeichen	Kommentar
allgemeine Psychopathologie	Symptom-Checklist (SCL-90-R)	S	90 Items 9 Subskalen 3 globale Skalen	Mehrdimensionalität fraglich; Kurzformen vorhanden
	Outcome Questionnaire (OQ-45.2)	S	45 Items 3 Subskalen Globalwert	im Kontext Psychotherapie entwickelt
	AMDP-System (AMDP)	F	140 Symptome 9 Subskalen	eher für psychiatrische Patienten geeignet; Interviewleitfaden vorhanden
globale Symptomatik	Clinical Global Impressions (CGI)	F	2 Globalskalen	Gesamtsymptomatik und Verbesserung
Beschwerden	Beschwerden-Liste-Revidierte Fassung (B-LR)	S	20 Items Gesamtwert	Parallelformen vorhanden
	Freiburger Beschwerdenliste (FBL)	S	80 Items 10 Subskalen	Form FBL-R mit 9 Subskalen
Befindlichkeiten	Befindlichkeits-Skala – Revidierte Fassung (Bf-SR)	S	24 Items Gesamtwert	Parallelformen vorhanden
	Mehrdimensionaler Befindlichkeitsfragebogen (MBFB)	S	24 Items 3 Subskalen	bipolare Dimensionen
allgemeine Aspekte der Persönlichkeit	Persönlichkeits-Stil- und Störungs-Inventar (PSSI)	S	140 Items 14 Skalen	an Persönlichkeitsstörungskonzept des DSM-IV orientiert

Tab. 2.2: Skalen zur störungsübergreifenden Diagnostik (Beispiele) – Fortsetzung

Bereich	Verfahren (Abk.)	S/F*	Kennzeichen	Kommentar
Lebensqualität	Fragebogen zum Gesundheitszustand (FS-36)	S	36 Items 8 Subskalen	zusätzlich 2 Summenscores »Physical Health«/»Mental Health«
Beeinträchtigungen	Sheehan Disability Scale (SDS)	S	3 Globalbereiche	10 Punkt visuelle Analogskala

* S: Selbstbeurteilungsverfahren, F: Fremdbeurteilungsverfahren

Nähere Angaben zu den Verfahren bei Stieglitz (2008), Strauss und Schumacher (2005), Schumacher et al. (2003), CIPS (2015), Geue et al. (2016).

2.4 Fazit und Perspektiven

Eine therapiebegleitende Diagnostik unter Einsatz von psychometrischen Verfahren gewinnt zwar zunehmend an Bedeutung, spielt jedoch trotz vielfältiger Verfahrensentwicklungen immer noch nicht die Rolle, die ihr eigentlich zusteht. Entscheidend für eine weitere Verbreitung wird sein, den Nutzen für die therapeutische Arbeit zu erkennen. Zu den Minimalanforderungen sollte die Anwendung mindestens eines Verfahrens zu Therapiebeginn wie -ende zählen, besser noch die wiederholte Anwendung im Therapieverlauf, um Fehlentwicklungen rechtzeitig zu erkennen (vgl. z. B. Grawe und Braun 1994).

Literatur

Baumann U, Stieglitz RD (2001) Psychodiagnostik psychischer Störungen: Allgemeine Grundlagen. In: Stieglitz RD, Baumann U, Freyberger HJ (Hrsg.) Psychodiagnostik in Klinischer Psychologie, Psychiatrie, Psychotherapie. Stuttgart: Thieme. S. 3–20.

CIPS (2015) Internationale Skalen für Psychiatrie (5. Aufl.). Göttingen: Beltz.
Geue K, Strauß B, Brähler E (Hrsg.) (2016) Diagnostische Verfahren in der Psychotherapie (3. Aufl.). Göttingen: Hogrefe.
Grawe K, Braun U (1994) Qualitätskontrolle in der Psychotherapiepraxis. Z Klin Psychol 23:242–267.
Härter M, Linster HW, Stieglitz RD (Hrsg.) (2003) Qualitätsmanagement in der Psychotherapie. Grundlagen, Methoden und Anwendung. Göttingen: Hogrefe.
Schumacher J, Klaiberg A, Brähler E (Hrsg.) (2003) Diagnostische Verfahren zur Lebensqualität und Wohlbefinden. Göttingen: Hogrefe.
Stieglitz RD (2008) Diagnostik und Klassifikation in der Psychiatrie. Stuttgart: Kohlhammer.
Stieglitz RD (2014) Psychometrische Verfahren in der Psychotherapie. Verhaltenstherapie 24:56–65.
Stieglitz RD, Baumann U, Freyberger HJ (Hrsg.) (2001) Psychodiagnostik psychischer Störungen in Klinischer Psychologie, Psychiatrie, Psychotherapie. Stuttgart: Thieme.
Strauss B, Schumacher J (Hrsg.) (2005) Klinische Interviews und Ratingskalen. Göttingen: Hogrefe.

3 Erfassung von Veränderungen

Rolf-Dieter Stieglitz und Wolfgang Hiller

3.1 Einleitung

Von besonderer Bedeutung in der Psychotherapie ist der Einsatz von psychometrischen Verfahren zur Erfassung von Veränderungen (*Veränderungsmessung*, *VM*; vgl. im Überblick Stieglitz und Hiller 2014), d. h. im Kontext einer sog. *therapiebegleitenden Diagnostik* (z. T. auch als therapiebezogene bezeichnet). Darunter versteht man alle diagnostischen Maßnahmen, die zu *Beginn*, im *Verlauf* und am *Ende* einer Therapie durchgeführt werden mit dem Ziel der Beantwortung der für die jeweilige Therapiephase spezifischen Fragen. Während zu Beginn die Statusbestimmung als Ausgangspunkt für eine spätere Veränderungsbewertung erfolgt, geht es im Verlauf um die kontinuierliche Evaluation des Therapieprozesses und am Ende um die Gesamtbeurteilung des Therapieerfolges. Ziel aller Erhebungen ist es, Informationen für die Optimierung der Behandlung zu bekommen (vgl. auch Stieglitz und Hiller 2014).

Der Therapieverlauf kann und sollte kontinuierlich mit Hilfe wiederholter Messungen begleitet und überwacht werden (z. B. in mehrtägigen oder wöchentlichen Zeitabständen). Nach Lambert et al. (2005) lässt sich dadurch die Effektivität von Behandlungen erheblich verbessern.

3.2 Instrumente zur Veränderungsmessung

Die meisten Verfahren im klinischen Bereich haben den Anspruch, Veränderungen zu erfassen, wenn sie sich auf sog. *State-Merkmale* beziehen. Dies ergibt sich in der Regel aufgrund der theoretischen Annahmen (z. B. Depressivität als ein veränderliches Merkmal). Empirische Überprüfungen zu einzelnen Verfahren sind jedoch eher die Ausnahme (Stieglitz 2008).

Grundsätzlich sollten solche psychometrische Verfahren ausgewählt werden, die sich auf die bei der betreffenden Person diagnostizierte(n) Störung(en) beziehen (z. B. eine Depressionsskala bei einem Patienten mit depressiver Störung). Meist ist jedoch die Psychopathologie nicht strikt auf das diagnostizierte Störungsbild begrenzt. So liegen bei Patienten mit depressiver Störung neben der depressiven Kernsymptomatik häufig auch Angst- oder somatoforme Symptome vor. In solchen Fällen sollten Breitbandverfahren (z. B. die SCL-90-R) oder mehrere Einzelverfahren eingesetzt werden (z. B. zusätzlich zur Depressionsskala auch Skalen für klinische Angst oder körperliche Beschwerden). In der Regel sind jedoch die stärksten Besserungen bei der Kernsymptomatik zu erwarten. So verglichen z. B. Abramowitz et al. (2005) verschiedene bei Personen mit Zwangsstörungen eingesetzte Verfahren. Die spezifischen Symptommaße (d. h. die Maße im Hinblick auf die Zwangssymptomatik) weisen im Vergleich zu den nicht auf die Zwangsstörung bezogenen Verfahren (z. B. Depressivität, Ängstlichkeit) die höchsten Effektstärken auf. Da auch häufig komorbide Störungen vorkommen, sollten pragmatische Entscheidungen bei der Auswahl der einzusetzenden Verfahren zur Veränderungserfassung getroffen werden. Neuerdings werden in der Forschung neben psychometrischen Verfahren mit Erfolg auch Smartphones oder Tablet-Computer eingesetzt (z. B. Kubiak und Krog 2012). Dabei machen Patienten mit Hilfe speziell entwickelter Apps zu festgelegten Zeitpunkten Angaben zur ihrer aktuellen Symptomatik oder kritischen Verhaltensweisen. Solche Daten gelten als sehr alltags- und lebensnah. Es muss abgewartet werden, ob sich solche Ansätze auch als tauglich und hilfreich für die klinische Praxis erweisen werden.

3.3 Ansätze zur Erfassung von Veränderungen

Nach Stieglitz und Baumann (2001) lassen sich verschiedene Vorgehensweisen zur Veränderungserfassung unterscheiden:

- indirekte Veränderungsdiagnostik
- direkte Veränderungsdiagnostik
- Beurteilung des (psychopathologischen) Status nach Therapieende
- Beurteilung der Therapiezielverwirklichung.

Bei der *indirekten Veränderungsdiagnostik* werden Veränderungsinformationen z. b. durch Differenzwertbildungen zwischen zwei Messzeitpunkten erhoben (z. B. Therapieanfang und -ende). Bei der Bewertung von Veränderungen findet sich in der Literatur eine Vielzahl von Vorschlägen von einfachen bis hin zu komplexeren (z. B. klinisch signifikante Veränderungen; vgl. auch Stieglitz 2012; Moessner und Kordy 2014). Die einfachsten Vorgehensweisen gehen von prozentualen Veränderungen aus (z. B. 30 oder 50 % Reduktion gegenüber dem Ausgangswert in einer Ratingskala wie beispielsweise *Beck Depressions Inventar II*) oder Unterschreiten eines festgelegten Cut-off-Wertes (z. B. ≤ 13 im BDI-II). Prozentuale Veränderungen finden oft auch in Studien Anwendung (z. B. mindestens 50 % Reduktion am Ende der Behandlung als Therapieresponse oder mindestens 20 % Reduktion innerhalb der ersten 14 Tage einer Behandlung als Hinweis auf eine sog. »early improvement«).

Komplexere Strategien beziehen weitergehende methodische und psychometrische Aspekte ein (vgl. auch Stieglitz 2008; Moesner und Kordy 2014). Exemplarisch genannt sei der sog. *Reliable Change Index (RCI)*. Danach sollte man von einer Verbesserung nur ausgehen, wenn die bei einem Patienten festgestellte Wertedifferenz signifikant größer ist als Zufallsschwankungen. Zur Festlegung einer kritischen RCI-Wertedifferenz werden daher auch die Reliabilität des Verfahrens und die Streuung in der zugehörigen klinischen Population berücksichtigt. Eine individuelle Verbesserung gilt nur dann als bedeutsam, wenn sie die errechnete kritische RCI-Wertedifferenz übersteigt. Nach dem Konzept der Klinischen Signifikanz wird außerdem geprüft, ob die Werte in einer Skala am

Therapieende im Bereich der Gesunden liegen, d. h. es müssen Cut-off-Werte vorliegen, die den Grenzbereich zwischen »gesund« und »krank« anzeigen (vgl. z. B. Ogles et al. 2002). Am Beispiel der *Montgomery-Åsberg-Depressions-Skala* (MADRS) und der *Symptom- Checklist* (SCL-90-R) ist dies in Tabelle 3.1 gezeigt.

Tab. 3.1: Bestimmung der Klinischen Signifikanz am Beispiel der Montgomery-Åsberg-Depression-Rating Scale (MADRS) und der Symptom-Checklist (SCL-90-R)

Kriterien für die Bestimmung der Klinischen Signifikanz nach Jacobson und Truax	Beispiel 1: Montgomery-Åsberg-Depression-Rating Scale (MADRS)	Beispiel 2: Symptom-Checklist (SCL-90-R): Global Severity Scale (GSI)
Kriterium 1: Veränderung von einem dysfunktionalen in einen funktionalen Bereich	Gesamtwert (Rohwert) ≤ 5	Gesamtwert (T-Wert) ≤ 60
Kriterium 2: Reliable, statistisch signifikante Veränderung	5-%-Niveau: Differenz Prä-Post ≥ 6 Punkte	5-%-Niveau: Differenz Prä-Post ≥ 5 Punkte

Einen eigenständigen Ansatz stellt die *direkte Veränderungsdiagnostik* dar. Dabei muss eine Person eine stattgefundene Veränderung direkt bezogen auf einen definierten Bezugspunkt (z. B. Therapiebeginn) einstufen. Für diesen klinisch interessanten Zugang (vgl. im Detail Stieglitz 2008) gibt es bisher nur wenige Instrumente (z. B. *Veränderungsfragebogen des Erlebens und Verhaltens*/VEV von Zielke und Kopf-Mehnert 1978). Das einfachste Verfahren stellt die *Clinical Global Impressions* (CGI; vgl. CIPS 2015) dar. Hier muss ein Untersucher eine globale Zustandsänderung auf einer Skala von 1 (= Zustand ist sehr viel besser) über 4 (= Zustand ist unverändert) bis 7 (= Zustand ist sehr viel schlechter) beurteilen.

Bei der *Statusbestimmung nach Therapieende* müssen Normen oder Cut-off-Werte vorliegen, um einschätzen zu können, inwieweit eine

Person nach Therapieende z. B. im Bereich der Gesunden liegt. Der direkten Veränderungsdiagnostik und der Statusbestimmung nach Therapieende ist gemeinsam, dass nur *ein* Messzeitpunkt notwendig ist.

Die *Therapiezielverwirklichung* als eine individualisierte Bewertung eines Ziels ist am nächsten an den vom Patienten angestrebten Veränderungen orientiert (vgl. Watzke et al. 2014). Psychometrische Verfahren können daher nicht zur Anwendung kommen. Am bekanntesten ist das *Goal Attainment Scaling* (GAS). Hier werden mit dem Patienten meist 3 bis 5 Ziele individuell formuliert und ausgehend vom Ist-Zustand mögliche Zielzustände auf einer Skala operationalisiert. Bewertungen erfolgen dann auf dieser sog. Zielerreichungsskala (−2: schlechtestes erwartetes Ergebnis über 0: erwartetes Ergebnis bis +2: optimal zu erwartendes Ergebnis).

Im Bereich der Psychiatrie finden sich weiterhin vor allem Operationalisierungen von Veränderungen in Form der Definitionen von Remission und Relapse (vgl. Stieglitz 2008). Nachfolgende Beispiele sollen exemplarisch Möglichkeiten zeigen, da es keine allgemein verbindlich akzeptierten Definitionen und Vorgehensweisen gibt.

Tab. 3.2: Vorschläge für eine Operationalisierung klinischer Verlaufsmerkmale bei depressiven Störungen (nach Frank et al. 1991; aus Stieglitz 2008)

Kriterien	Hamilton-Depressions-Skala (HAMD, 17er Vers.)	Beck-Depressions-Inventar (BDI, 21er Vers.)
Klinisches Bild		
– asymptomatisch	HAMD ≤ 7	BDI ≤ 8
– symptomatisch	HAMD ≥ 15	BDI ≥ 15
Dauer		
– Episode	≥ 2 Wochen symptomatisch	≥ 4 Wochen symptomatisch
– Vollremission	2 Wochen bis 6 Monate asymptomatisch	3 Wochen bis 4 Monate asymptomatisch
– Genesung	≥ 6 Monate asymptomatisch	≥ 4 Monate asymptomatisch

Frank et al. (1991) schlagen im Hinblick auf depressive Störungen *Operationalisierungen von Verlaufscharakteristika* vor (▶ Tab. 3.2). Ausgehend von einer Differenzierung zwischen

- *asymptomatisch* (asymptomatic): klinisches Bild im Normalbereich und eine Störung ist nicht vorhanden,
- *symptomatisch* (fully symptomatic): vollständiges syndromales Bild der Störung vorhanden,
- *teilsymptomatisch* (partial symptomatic): alle anderen Ausprägungen,

schlagen sie verschiedene *Operationalisierungen basierend auf Selbst- und Fremdbeurteilungsverfahren* für Vollremission (remission, vollständiger Rückgang), vollständige Genesung (recovery) und Episode vor. Ähnliche Konzeptualisierungen sind auch in Bezug auf die Kriterien anderer Störungen möglich (z. B. Vollremission: Patient erfüllt Kriterien einer Störung über einen längeren Zeitraum nicht mehr resp. es ist nur noch eine geringe Symptomatik vorhanden).

Eine Übersicht von Remissionskriterien für die Angststörungen (Panikstörung, Generalisierte Angststörung, soziale Phobie, posttraumatische Belastungsstörung) findet sich bei Doyle und Pollack (2003) (▶ Kap. 12). In Tabelle 3.3 ist exemplarisch die Definition bezüglich der sozialen Phobie enthalten. Hier wird versucht, eine mehrdimensionale Definition anzustreben.

Tab. 3.3: Remissionskriterien für die soziale Phobie (Beispiel nach Ballenger; aus Stieglitz 2008)

subjektive Ziele	objektive Ziele
Kernsymptome sozialer Angst verschwunden	LSAS-Wert ≤ 30 (Liebowitz Social Anxiety Scale)
keine oder minimale Angst	HAMA-Wert $\leq 7–10$ (Hamilton Angstskala)
keine funktionalen Beeinträchtigungen	Sheehan Disability Scale ≤ 1 bei jedem Item
Kernsymptome der Depression verschwunden	HAMD-Wert ≤ 7 (Hamilton Depressionsskala)

3.4 Fazit und Perspektiven

Die Abbildung von Veränderungen im Kontext der Psychotherapie ist von großer Bedeutung. Im Idealfall sollte zwischen Diagnostik und Therapie eine enge Verzahnung in Form eines Regelprozesses stattfinden: *Assess – Treat – Reassess – Adjust Treatment* (Hunsley und Mash 2005). Der Ausgangspunkt der Behandlung dient der Quantifizierung des Status zu Beginn der Therapie (assess). Die sich anschließende Behandlung (treat) sollte nach einer gewissen Zeit evaluiert (reassess) und in Abhängigkeit vom Ergebnis ggf. modifiziert werden (adjust treatment). Dies sollte ein kontinuierlicher Prozess im Therapieverlauf sein. Nur so lassen sich Stagnationen oder sogar Verschlechterungen im Therapieverlauf rechtzeitig erkennen und gegensteuernde Maßnahmen planen.

Literatur

Abramowitz JS, Tolin DF, Diefenbach GJ (2005) Measuring Change in OCD: Sensitivity of the Obsessive-Compulsive Inventory-Revised. J Psychopathol Behav Assess 27:317–324.

CIPS (2015) Internationale Skalen für Psychiatrie (6. Aufl.). Göttingen: Hogrefe.

Doyle AC, Pollack MH (2003) Establishment of remission criteria for anxiety disorders. J Clin Psychiatry 64:40–45.

Frank E, Prien RF, Jarrett RB, Keller MB, Kupfer DJ, Lavori PW, Rush AJ, Weissman MM (1991) Conceptualization and rationale for consensus definitions of terms in major depressive disorder: Remission, recovery, relapse, and recurrence. Arch Gen Psychiatry 48:851–855.

Hunsley J, Mash EJ (2005) Introduction to the special section on developing guidelines for the Evidence-Based Assessment (EBA) of adult disorders. Psychol Assess 17:251–255.

Kubiak T, Krog K (2012) Computerized sampling of experiences and behaviour. In: Mehl MR, Conner TS (Eds.) Handbook of research methods for studying daily life. New York: Guilford. pp. 124–143.

Lambert MJ, Harmon C, Slade K, Whipple JL, Hawkins EJ (2005) Providing feedback to psychotherapists on their patients' progress: clinical results and practice suggestions. J Clin Psychol 61:165–174.

Moessner M, Kordy H (2014) Veränderungsmessung und Ergebnismonitoring in der klinischen Routine. Z Psychol Psychiatr Psychother 62:93–100.

Ogles BM, Lambert MJ, Fields SA (2002) Essentials of outcome assessment. New York: Wiley.

Stieglitz RD (2008) Diagnostik und Klassifikation in der Psychiatrie. Stuttgart: Kohlhammer.

Stieglitz RD (2012) Psychiatrische Ratingskalen in der Routinediagnostik. Psychiatr Psychother up2date 6:177–193.

Stieglitz RD, Baumann U (2001) Veränderungsmessung. In: Stieglitz RD, Baumann U, Freyberger HJ (Hrsg.) Psychodiagnostik in Klinischer Psychologie, Psychiatrie, Psychotherapie. Stuttgart: Thieme. S. 21–38.

Stieglitz RD, Hiller W (2014) Strategien und Instrumente der Veränderungsmessung. Z Klin Psychol Psychiatr Psychother 62:101–111.

Watzke B, Schulz H, Dirmaier J (2014) Zielorientierte Veränderungsmessung als Möglichkeit einer individualisierten Ergebnisevaluation in der Psychotherapie. Z Klin Psychol Psychiatr Psychother 62:113–121.

Zielke M, Kopf-Mehnert C (1978) Veränderungsfragebogen des Erlebens und Verhaltens (VEV). Weinheim: Beltz.

II Diagnostik in verschiedenen therapeutischen Schulen

4 Diagnostik in der Psychoanalyse und in der tiefenpsychologisch fundierten Psychotherapie

Wolfgang Schneider

4.1 Diagnostik in der Psychoanalyse und psychodynamischen Psychotherapie

Psychoanalytische und psychodynamische Diagnostik ist eingebunden in die psychoanalytischen Persönlichkeits- und Krankheitskonzepte. Das Ziel der Diagnostik besteht insbesondere darin, die Dynamik des Krankheitsgeschehens vor dem Hintergrund entwicklungs- und persönlichkeitspsychologischer Faktoren zu verstehen und daraus Veränderungsziele und Handlungsanleitungen zu gewinnen. Auf dieser Grundlage ist eine Trennung zwischen dem diagnostischen und therapeutischen Prozess auch als künstlich anzusehen. Im psychotherapeutischen Prozess werden sich immer wieder diagnostische Erkenntnisse ergeben, die auch zu einer Modifikation des therapeutischen Handelns führen können.

Die *Indikation zur klassischen Psychoanalyse* umfasste prinzipiell alle neurotischen Erkrankungen. Den Psychoanalytiker interessierte nicht so sehr, welche Art von psychischer Erkrankung vorlag; diese musste als Ausdruck eines unbewussten intrapsychischen Konfliktes verstanden werden können, der dann im psychoanalytischen Behandlungsprozess aufgedeckt oder verstanden werden sollte. Zu diagnostizieren/zu verstehen waren danach die der Problematik des Patienten zugrundeliegenden unbewussten Motive oder Konflikte, die sich im diagnostischen Prozess wie in der Behandlung durch die biografische Anamnese und die charakteristischen Übertragungsangebote des Patienten darstellen würden. Die Psychoanalyse gründet ihr diagnostisches Verständnis so auf ätiologisch orientierte konzeptionelle Sichtweisen der Entstehung einer Störung. Neben dem Neurosenmodell der klassischen Psychoanalyse hat sich in der

Folge das Konzept der Störung der Persönlichkeit (strukturelle Störung) als weiteres Krankheitskonzept etabliert. Danach führen – in der Regel als Folge dysfunktionaler früher psychosozialer Erfahrungen bedingte – Mängel oder Defizite in der Herausbildung von Persönlichkeitseigenschaften zu Problemen der intrapsychischen Regulierung und der psychosozialen Anpassung und daraus können die unterschiedlichsten psychopathologischen Probleme resultieren.

Von Interesse für die Indikation zur Psychoanalyse war nach dem klassischen Verständnis, inwieweit der Patient die notwendigen Voraussetzungen mitbrachte, um von der Psychoanalyse zu profitieren. Dazu gehörten z. B. der Leidensdruck, die psychische Plastizität, die Introspektionsfähigkeit sowie die Fähigkeit und Bereitschaft, ein therapeutisches Arbeitsbündnis einzugehen (Freud 1913; Heigl 1978; Greenson 1982).

4.2 Das diagnostische Verständnis in der Psychoanalyse und psychodynamischen Psychotherapie

Diagnostik als prozesshaftes Geschehen zu verstehen, hat eine gute Tradition in der Psychotherapie. Bastine (1981) und Schneider (1990) haben entsprechend von einer *adaptiven Indikationsstellung* gesprochen. Dieses Konzept berücksichtigt, dass sich im therapeutischen Prozess die psychosozialen Probleme des Patienten akzentuierter darstellen und zu einer Modifikation von therapeutischen Zielen und Methoden führen oder sich die Themenstellungen im Verlauf der Therapie verändern und so eine Veränderung der Ziele wie der Methoden erfordern.

In der Psychoanalyse oder psychodynamischen Psychotherapie wird der Psychoanalytiker als ein wichtiges diagnostisches Instrument verstanden, der u. a. mit seiner Gegenübertragung die charakteristischen Übertragungsangebote des Patienten erkennen und im therapeutischen Prozess bearbeiten/deuten/interpretieren soll. In ihnen bilden sich frühe Beziehungserfahrungen ab, die auf spätere Beziehungen in Form von Erwartungen, Haltungen oder Verhalten »übertragen« werden. Dabei wird davon ausgegangen, dass Übertragungen ein allgemeines menschliches Charakteristikum darstellen; d. h., wir alle übertragen unsere frühen Beziehungserfahrungen mehr oder weniger auf neue Beziehungen. Nach dem klassischen Neurosenmodell, das die Ursache von Neurosen in der frühen Entwicklung von »unbewusst« wirksamen Konflikten ansieht, wird davon ausgegangen, dass dieses unbewusste konflikthafte Erleben zu relativ rigiden Übertragungsmustern führt. Dies bedeutet, dass über das Erkennen – die Diagnostik – der charakteristischen Übertragungsangebote des Patienten Annahmen über z. B. unbewusst wirkende lebensüberdauernde Konflikte und Motive, die für die psychische Störung von Bedeutung sind, formuliert werden können.

4.3 Die Bedeutung des Interviews in der Psychoanalyse und psychodynamischen Psychotherapie

Vor Beginn einer eigentlichen Therapie ist es notwendig, die Indikation zu prüfen. Dies geschieht in Form eines mehr oder weniger strukturierten Interviews. Die *Ziele dieses Interviews* umfassen 1. die Herstellung einer vertrauensvollen und offenen Beziehung zwischen dem Psychotherapeuten und dem Patienten; 2. die Herausarbeitung etwaiger Zusammenhänge zwischen psychischen, sozialen und den etwaigen somatischen Beschwerden und Symptomen des Patienten; 3. die Förderung eines Krankheits- oder Problemverständnisses, das offen für etwaig vorliegende relevante psychosoziale Anteile am Krankheitsgeschehen ist und 4. die Förderung einer psychosozial orientierten Veränderungsmotivation (für Beratung oder Psychotherapie), soweit indiziert.

Die Informationen im diagnostischen Interview sind hoch komplex, wie es Argelander (1970) dargestellt hat. Sie umfassen unterschiedliche *Arten von Informationen*: die objektiven Informationen, die z. B. biografische Fakten oder berufliche Qualifikationen umfassen; die subjektiven Informationen, die z. B. die Sicht des Patienten über die Ursachen seiner Erkrankung oder Probleme, über seine lebensgeschichtliche Entwicklung und über private und berufliche Problemstellungen umfassen; sowie die szenischen Informationen, die alle Charakteristika der Interaktion zwischen dem Arzt und dem Patienten berücksichtigen.

Im Interview kommen jedoch auch regelhaft Übertragungs- und Gegenübertragungsprozesse zum Tragen, auch wenn der Psychotherapeut diese nicht systematisch reflektieren sollte. Die Komplexität der Informationen fördert die Herausbildung von systematischen oder unsystematischen Wahrnehmungsverzerrungen, die letztlich jeder Wahrnehmungsakt bzw. jede Beurteilung von (diagnostischen Merkmalen) mehr oder weniger in sich birgt.

Einen Zugang zu den »unbewussten« Übertragungsmustern ermöglicht die Reflexion der Gegenübertragungen auf Seiten des Arztes (seine eigenen emotionalen Reaktionen, Befindlichkeiten und Impulse). Da jedoch unsere Empfindungen und Impulse in Interaktionen niemals nur durch das Verhalten/die Übertragungen des Gegenübers evoziert werden, sondern auch durch unsere eigenen Stimmungen und Befindlichkeiten, sollte der Interviewer in der Lage sein, zwischen Eigenem und Fremdem zu trennen.

Einen zentralen Bestandteil der Erstinterviews stellt die *biografische Anamnese* dar. Diese zielt darauf ab, systematisch die psychischen, sozialen und körperlichen Entwicklungslinien eines Individuums herauszuarbeiten, um einen umfassenden Überblick über dessen Persönlichkeitsentwicklung zu erhalten. Diese Informationen sollen einen diagnostischen Zugang zu etwaigen belastenden psychosozialen Erfahrungen, unbewussten lebensüberdauernden Konflikten oder auch Akzentuierungen in der Persönlichkeit ermöglichen. Im anamnestischen Interview werden die individuelle und psychosexuelle Entwicklung unter Berücksichtigung unterschiedlicher Lebensbereiche (z. B. Primärfamilie, Peer-Groups, Partnerschaft, eigene familiäre Konstellation, Freizeitaktivitäten, Berufsausbildung, berufliche und soziale Situation) herausgearbeitet.

Zu beachten ist jedoch, dass der Untersucher bei der biografischen Anamnese keinen »neutralen Standort« einnimmt. Die konkrete Interaktion zwischen dem Interviewer und dem Patienten beeinflusst bewusst und unbewusst den Bericht des Patienten; dies sowohl auf der inhaltlichen Ebene (wie werden Erfahrungen berichtet oder gewertet?) als auch der Art, wie diese

Informationen in der Interaktion dargestellt werden (z. B. nonverbal, Ausdruck und Intensität, szenisch). Anamnestische Angaben und Wertungen sind also immer mehr oder weniger stark subjektiv und interaktiv gefärbt.

4.4 Systematische Ansätze psychoanalytisch-psychodynamischer Diagnostik

Bis zu Beginn der 1990er Jahre existierten nur relativ wenige systematische und operationalisierte psychoanalytische diagnostische Ansätze. Anna Freud entwickelte mit dem *Hampstead Index* (Sandler 1962) einen komplexen diagnostischen Ansatz, mit dessen Hilfe eine Differenzierung zwischen einer tiefgreifenden Störung der Persönlichkeit und einer neurotischen Entwicklung, der ein reiferes Persönlichkeitsniveau zugrunde gelegt wird, möglich sein sollte. Als diagnostische Merkmale waren sowohl die Symptomatik, die Biografie sowie Aspekte der Triebentwicklung, der Ich-Funktionen, aber auch die Charakteristika der Regression und Fixierung sowie etwaiger Konflikte zu bestimmen. Dieser diagnostische Ansatz umfasst somit sowohl Ich-psychologische wie auch triebpsychologische Konzepte.

An der Ich-Psychologie orientiert war das *Modell der deskriptiven Entwicklungsdiagnose* von Blanck und Blanck (1974, 1979), mit dem unterschiedliche Entwicklungsniveaus der Ich-Funktionen beschrieben werden.

Mit der wissenschaftlich, klinisch wie sozialpolitisch wachsenden Bedeutung der operationalisierten psychiatrischen Diagnosensysteme wie des DSM-III-R und den folgenden Versionen und der ICD-10 ist für die Psychoanalyse wie auch der psychodynamisch orientierten Psychotherapie der Druck angestiegen, diese Diagnosen im Rahmen der klinischen Versorgung, aber auch der empirischen Psychotherapieforschung zu berücksichtigen. Die seit den siebziger Jahren des letzten Jahrhunderts zunehmende Anforderung an die Psychotherapie, ihre Effektivität wie auch ihre Wirkmechanismen nach empirischen Standards zu belegen, machte die Systematisierung und insbesondere auch Operationalisierung psychoanalytischer und psychodynamischer Konstrukte bzw. Konzepte notwendig. Vor diesem Hintergrund wurde seit Beginn der neunziger Jahre von einer Gruppe von klinisch erfahrenen und wissenschaftlich orientierten deutschen Psychoanalytikern und psychodynamisch orientierten Psychotherapeuten die *Operationalisierte Psychodynamische Diagnostik* (OPD 1996) mit dem Ziel entwickelt, wichtige psychoanalytische Konzepte zu operationalisieren, um eine Systematisierung der klinischen Praxis wie auch der wissenschaftlichen Überprüfung der Behandlungen und Therapieeffekte zu ermöglichen. Ein weiteres wichtiges Motiv für die Entwicklung eines operationalisierten psychodynamischen diagnostischen Systems war in der Unzufriedenheit mit den psychiatrischen symptom- oder syndromalen diagnostischen Modellen begründet, da diese in ihrer primär biologistischen Orientierung etwaige relevante psychosoziale Hintergrundbedingungen, z. B. biografische Entwicklungslinien oder Belastungen, weitgehend vernachlässigten. Bei der Entwicklung der OPD wurden zentrale psychoanalytisch/psychodynamische Konstrukte ausgewählt, definiert und operationalisiert. Die Merkmale der jeweiligen Achsen wurden möglichst beobachtungsnah beschrieben und es finden sich in der Regel Ankerbeispiele, die den Bewertungsprozess unterstützen sollen, um ein hohes Ausmaß an Validität im Beurteilungsprozess zu ermöglichen. Dabei war für das Vorgehen zentral, dass die auszuwählenden Konzepte für das Verständnis der Genese der Erkrankung wie für die Therapieplanung relevant sein sollten. Die OPD ist ein *multiaxiales Diagnosenmodell*, bei dem auf der Grundlage eines halbstrukturierten Interviews die unterschiedlichen Merkmalsbereiche auf fünf Achsen zu beurteilen sind (Fremdbeurteilung). Sie umfasst die nachfolgend aufgeführten Achsen.

Achsen der OPD-2

I   Krankheitserleben und Behandlungsvoraussetzungen
II Beziehung
III Konflikt
IV Struktur
V   Psychische und psychosomatische Störungen

4 Diagnostik in der tiefenpsychologisch fundierten Psychotherapie

Die Achsen I–IV sind enger an psychotherapeutische und psychodynamische Konzepte angelehnt; demgegenüber stellt die Achse V den Anschluss zur operationalisierten psychiatrischen Diagnostik nach der ICD-10 her. Nachdem die OPD-1 1996 veröffentlicht wurde und sowohl klinisch als auch wissenschaftlich eine bemerkenswerte Resonanz und Akzeptanz auch auf internationaler Ebene gefunden hat, wurde im Jahr 2006 eine stark modifizierte Version der OPD – die OPD-2 – veröffentlicht, bei deren Entwicklung ein enger Bezug auf die vielfältigen empirischen Ergebnisse genommen wurde, die im Rahmen der unterschiedlichen Forschungsansätze und -befunde mit der OPD-I erhoben worden sind. Die OPD-2 weist einen noch stärkeren Bezug zu therapeutischen Fragestellungen auf als die erste Version, indem sie eine Systematik und einen Algorithmus zur Formulierung von Therapiezielen (Foki) beinhaltet.

Im Folgenden werden die Achsen I–IV der OPD-2 knapp vorgestellt:

Achse I Krankheitserleben und Behandlungsvoraussetzungen: Diese umfasst Aspekte des Leidensdrucks, der Darstellung der Beschwerden sowie der Veränderungserwartungen und -ressourcen des Patienten. Weiterhin werden »innere« und »äußere« Veränderungshemmnisse (z. B. der Krankheitsgewinn) beurteilt.

Das Merkmalsprofil der Achse I gibt Hinweise darauf, ob der Patient für eine Psychotherapie motiviert ist und welche Art von Therapie er erwartet. Jedoch stellt die Patientenerwartung und Motivation für eine bestimmte Art von Psychotherapie nicht das letztgültige Auswahlkriterium dar. Die Indikationsstellung zu einer Behandlungsmaßnahme leitet sich natürlich grundlegend von der Art der vorliegenden Problematik ab. Aus der Art des Krankheitserlebens und den Behandlungserwartungen des Patienten sind Schritte zur Motivierung des Patienten abzuleiten.

Achse II Beziehung: Ziel der Achse ist die Herausarbeitung von maladaptiven, für den Patienten charakteristischen Beziehungsmustern, die für die Entstehung und den Verlauf der Erkrankung/Problematik von Bedeutung sind. Der Patient schildert im Interview für ihn charakteristische Beziehungserfahrungen (Episoden). Diese werden vom Interviewer auf der Grundlage von Itemlisten zu Beziehungstypen bewertet.

Die Itemlisten sind auf der Grundlage des Circumplexmodells »interpersonalen Verhaltens« (Wiggins 1991) entwickelt worden: Nach diesem empirisch gewonnenen Modell lassen sich alle Interaktionen auf den zwei

Dimensionen Liebe/Sympathie vs. Hass/Kälte und Unterwerfung vs. Kontrolle abbilden.

Achse III Konflikt: Herausgearbeitet werden etwaige (unbewusste) lebensbestimmend überdauernde Konflikte in Sinne des psychoanalytischen Neurosenmodells. In der OPD werden acht Konflikte definiert und es wird beschrieben, wie sich die unterschiedlichen Konflikttypen in verschiedenen Lebensbereichen (z. B. Herkunftsfamilie, Partnerschaft/Familie, Beruf, soziales Umfeld) im Erleben und Verhalten äußern. Zusätzlich ist eine etwaig vorliegende konflikthafte äußere Lebensbelastung beschrieben. Die Darstellung von Ankerbeispielen erleichtert dabei die Beurteilung.

Beurteilt werden soll jeweils der Ausprägungsgrad für die einzelnen Konflikte, wobei abschließend die zwei am ausgeprägtesten vorhandenen Konflikte benannt werden sollen und Angaben zu Umgang mit diesen Konflikten (Verarbeitungsmodus »passiv«, »aktiv«, »gemischt«) gemacht werden sollen.

Achse IV Struktur: In der OPD umfasst der Begriff der Struktur die Verfügbarkeit von psychischen Funktionen zur Regulierung des Selbst und in den Beziehungen zu den inneren und äußeren Objekten.

Strukturelle Merkmale der OPD-2 (Achse IV)

1. Selbstwahrnehmung und Objektwahrnehmung (kognitive Fähigkeit)
2. Selbstregulierung und Regulierung des Objektbezugs (Steuerungsfähigkeit)
3. Kommunikation nach innen und nach außen (emotionale Fähigkeit)
4. Bindung an Innere Objekte und an Äußere Objekte (Bindungsfähigkeit)

Beurteilt wird jeweils das *Integrationsniveau* (gut, mäßig, gering integriert, desintegriert) für die einzelnen strukturellen Merkmale auf der Grundlage von diagnostischen Kriterien und Beschreibungen. Abschließend wird das *Gesamtintegrationsniveau* der Struktur vom Beurteiler eingeschätzt.

Die Achse V (psychische und psychosomatische Störungen) entspricht dem Kapitel V der ICD-10, auf das an dieser Stelle nicht näher eingegangen wird.

Die klinische wie auch die wissenschaftliche Anwendung der OPD erfordert ein intensives Training, das von der OPD-Arbeitsgruppe seit 1996 in der Form von Trainingsseminaren angeboten wird. Seit dem Erscheinen der OPD sind eine Vielzahl von unterschiedlichen empirischen Studien durchgeführt worden, die neben den allgemeinen Informationen auf der Webseite der Arbeitsgemeinschaft dokumentiert sind (siehe www.opd-online.net).

Die starke Akzeptanz des OPD-Ansatzes hat neben der kontinuierlichen Überarbeitung (OPD 2006) zu Weiterentwicklungen in Form weiterer Module und Manuale geführt (z. B. Sucht, Forensik; vgl. Benecke et al. 2015). Besonders zu erwähnen ist in diesem Zusammenhang die Version für den kinder- und jugendpsychiatrischen Bereich (AK OPD-KJ 2006), die die OPD-Merkmale entsprechend der unterschiedlichen Entwicklungsphasen differenziert. Darüber hinaus wurden klinisch orientierte Anwendungsempfehlungen und -beispiele (z. B. Stasch et al. 2015; Ehrenthal 2012; Sammet et al. 2012) und vor allem aber auch ergänzend einzusetzende Instrumente entwickelt.

Dies zentriert sich um die Entwicklung von Selbstbeurteilungsverfahren, hauptsächlich unter dem Aspekt der Zeitökonomie der Informationserhebung. Vor allem die Strukturachse war Gegenstand der Verfahrensentwicklung (Ehrenthal 2014). Von Ehrenthal et al. (2012, 2015) wurde ein OPD-Strukturfragebogen (OPD-S) entwickelt, bestehend aus 12 Items, der vor allem für Screeningzwecke und zur Unterstützung der Behandlungsplanung indiziert ist. Verschiedene Reliabilitäts- und Validitätsstudien unterstreichen die psychometrische Qualität des Verfahrens (z. B. Zimmermann et al. 2015; Zimmermann et al. 2012).

Für die Beziehungsachse wurde zudem ein Beziehungs-Q-Sort (OPD-BQS) entwickelt (Zimmermann et al. 2014). Bei diesem Kartensortierverfahren geht es um die Erfassung dysfunktionaler interpersonaler Verhaltensweisen.

Für die psychoanalytisch orientierte Therapie von Persönlichkeitsstörungen sind verschiedene weitere systematisierte und zum Teil operationalisierte Ansätze entwickelt worden, denen auch jeweils relativ stringent herausgearbeitete diagnostische Kategoriensysteme zugrunde liegen. Dazu gehört die manualisierte *Übertragungsfokussierte Psychotherapie* (Transference focused psychotherapie, TFP) (Kernberg et al. 1989; Clarkin et al. 2008), die insbesondere bei der Behandlung von Patienten mit Borderlinestörungen Anwendung findet. Diese Behandlungsmethode ist an der Objektbeziehungstheorie orientiert und fokussiert die den schweren Persönlichkeitsstörungen zugrunde liegende Identitätsdiffusion, die sich in instabilen und nicht integrierten Selbst- und Objektrepräsentanzen manifestiert (siehe z. B. Hörz-Sagstetter und Doering im Druck). Zur Erfassung des Niveaus der Persönlichkeitsorganisation wurde das *Strukturierte Interview zur Persönlichkeitsorganisation* (STIPO) (Clarkin et al. 2004; dt.: Doering 2004) konzipiert, das sich in mehreren wissenschaftlichen Untersuchungen als klinisch hilfreiches und reliables strukturdiagnostisches Instrument erwiesen hat (Doering et al. 2013; Hörz et al. 2010). Die TFP wurde in drei randomisierten und kontrollierten Therapiestudien untersucht (Hörz-Sagstetter und Doering 2015) und zeigte dabei auch im Vergleich zu anderen psychotherapeutischen systematisierten Ansätzen zur Behandlung von Borderlinestörungen, der Dialektisch-Behavioralen Therapie (DBT) nach Linehan (1996) und der Supportiven Psychotherapie (SPT) nach Rockland (1989), gute und vergleichbare Ergebnisse.

Mit der *strukturbezogenen Psychotherapie* (Rudolf 2013) liegt auch ein eng an der Strukturachse der OPD orientiertes therapeutisches Verfahren zur Behandlung von Patienten mit Persönlichkeitsstörungen vor, dass klinisch recht breit eingesetzt wird, jedoch noch nicht empirisch validiert worden ist.

Eine bemerkenswerte Entwicklung weist der diagnostische Ansatz bei Persönlichkeitsstörungen im DSM-5 auf. In Teil III wird ein alternatives Modell zur Klassifikation von Persönlichkeitsstörungen angeführt, das zwei dimensionale Module umfasst: Kriterium A: Beeinträchtigungen im Funktionsniveau der Persönlichkeit, und Kriterium B: problematische Persönlichkeitsmerkmale. Insbesondere die diagnostischen Merkmale des Kriteriums A, die sich auf die etwaige Beeinträchtigung basaler adaptiver Fähigkeiten beziehen, orientieren sich an aktuellen dimensionalen Strukturkonzepten (Zimmermann et al. 2015), wie Kernbergs Differenzierung von unterschiedlichen Niveaus der Persönlichkeitsorganisation sowie dem *Konzept der Mentalisierungsfähigkeit* (Fonagy et al. 2004).

4.5 Fazit und Perspektiven

Insgesamt kann abschließend formuliert werden, dass die diagnostischen Modelle in der Psychoanalyse und psychodynamischen Psychotherapie sich trotz der »weiten« und heterogenen Konzepte doch seit langer Zeit eine Vielzahl unterschiedlicher Ansätze der systematisierten Erhebung von unterschiedlichen psychoanalytischen Konstrukten aufweisen. Unter dem Einfluss der empirischen Psychotherapieforschung wie auch der sozialpolitischen Forderung zum Nachweis der Effizienz von psychotherapeutischen Ansätzen hat der Druck zugenommen, die essenziellen diagnostischen Merkmalsbereiche, die für das Verständnis der Entstehung von Erkrankungen sowie deren Behandlung von Bedeutung sind, zu operationalisieren und messbar zu machen. Der Vorteil derartiger »Disziplinierungen« der psychoanalytischen Theorienwelt – die natürlich durch Modelle wie der OPD heruntergefiniert und aus der Sicht manche Psychoanalytiker trivialisiert wird – für die klinische Tätigkeit besteht jedoch darin, dass die Problemformulierung im diagnostischen Prozess und die Ableitung von angemessenen Therapiezielen und -methoden überschaubarer und nachvollziehbarer wird. Darüber hinaus hat sich gezeigt, dass die Entwicklung und Verfügbarkeit von systematisierten und operationalisierten diagnostischen Ansätzen die wissenschaftliche Überprüfung der Theorie wie der psychotherapeutischen Behandlungen vorantreibt. Insgesamt ein begrüßenswerter Weg, da der inhaltliche Gehalt der Psychoanalyse, der die lebensgeschichtliche Gewordenheit und den subjektiven Sinngehalt menschlichen Erlebens und Verhaltens betont, angesichts der Vormacht der psychiatrischen Oberflächenorientierung oder auch des verhaltenstherapeutischen Pragmatismus sowohl für das Menschenbild unserer Zeit wie für eine subjektorientierte Psychotherapie von großer Bedeutung ist.

Literatur

Arbeitskreis OPD (Hrsg.) (1996) Operationalisierte Psychodynamische Diagnostik OPD. Das Manual für Diagnostik und Therapieplanung. Bern: Huber.
Arbeitskreis OPD (Hrsg.) (2006) Operationalisierte Psychodynamische Diagnostik OPD-2. Das Manual für Diagnostik und Therapieplanung. Bern: Huber.

Arbeitskreis OPD-KJ (Hrsg.) (2006) Operationalisierte Psychodynamische Diagnostik in der Kinder- und Jugendpsychiatrie: Grundlagen und Manual (2. Aufl.). Bern: Huber.

Argelander H (1970) Das Erstinterview in der Psychotherapie. Darmstadt: Wissenschaftliche Buchgesellschaft.

Bastine R (1981) Adaptive Indikationen in der zielorientierten Psychotherapie. In: Baumann U (Hrsg.) Indikation zur Psychotherapie. München: Urban & Schwarzenberg. S. 158–168.

Benecke C, von der Tann M, Jakobsen T, Seiffge-Krenke I, Stasch M (2015) Neue Felder in der Operationalisierten Psychodynamischen Diagnostik. Psychotherapeut 60: 377–383.

Blanck G, Blanck R (1974) Ego psychology I. Theory and practise. New York: Columbia University Press.

Blanck G, Blanck R (1979) Ego psychology II. Theory and practise. New York: Columbia University Press.

Clarkin JF, Caligor E, Stern BL, Kernberg OF (2004) Structured Interview of Personality Organization (STIPO). Unpubl. Manuscript. New York: Personality Disorders Institute of the Weill Medical College of Cornell University.

Clarkin JF, Yeomans FE, Kernberg OF (2008) Psychotherapie der Borderline-Persönlichkeit. Manual zur psychodynamischen Therapie (2. Aufl.). Stuttgart: Schattauer.

Doering S (2004) Strukturiertes Interview zur Persönlichkeitsorganisation (STIPO-D). (http://www.meduniwien.ac.at/hp/fileadmin/psychoanalyse/pdf/STIPO-D.¬pdf, Zugriff am 26.07.15).

Doering S, Burgmer M, Heuft G, Menke D, Bäumer B, Lübking M, Feldmann M, Hörz S, Schneider G (2013) Reliability and validity of the German version of the Structured Interview of Personality Organization (STIPO). BMC Psychiatry 13:210.

Ehrenthal JC (2012) Mit Karte und Kompass – OPD im Alltag. PiD 13:16–21.

Ehrenthal JC (2014) Neue Ergebnisse aus der Forschung für die Praxis. PDP 13:103–114.

Ehrenthal JC, Dinger U, Horsch L, Komo-Lang M, Klinkerfuß M, Grande T, Schauenburg H (2012) Der OPD-Strukturfragebogen (OPD-SF): Erste Ergebnisse zu Reliabilität und Validität. Psychother Psychosom Med Psychol 62:25–32.

Ehrenthal JC, Dinger U, Schauenburg H, Horsch L, Dahlbender RW Gierk B (2015) Entwicklung einer Zwölf-Item-Version des OPD-Strukturfragebogens (OPD-SFK). Z Psychosomat Med Psychother 61:262–274.

Fonagy P, Gergely G, Jurist EL, Target M, Vorspohl E (2004) Affektregulierung, Mentalisierung und die Entwicklung des Selbst. Stuttgart: Klett-Cotta.

Freud S (1913) Zur Einleitung der Behandlung. Studienausgabe Ergänzungsband. Frankfurt: Fischer. S. 107–204.

Greenson RR (1982) Das Arbeitsbündnis und die Übertragungsneurose. In: Greenson RR (Hrsg.) Psychoanalytische Erkundungen. Stuttgart: Klett-Cotta. S. 151–177.

Heigl F (1978) Indikation und Prognose in Psychoanalyse und Psychotherapie (2. Aufl.). Göttingen: Vandenhoeck & Ruprecht.

Hörz S, Rentrop M, Fischer-Kern M, Schuster P, Kapusta N, Buchheim P, Doering S (2010) Strukturniveau und klinischer Schweregrad der Borderline Persönlichkeitsstörung. Z Psychosom Med Psychother 56:136–149.

Hörz-Sagstetter S, Doering S (2015) Psychoanalytisch orientierte Therapie der Persönlichkeitsstörungen. Psychotherapeut 60:261–268.

Kernberg OF, Selzer M, Koenigsberg HW, Carr AC, Appelbaum A (1989) Psychodynamic Psychotherapy of Borderline Patients. New York: Basic Books.

Linehan M (1996) Dialektisch-Behaviorale Therapie der Borderline-Persönlichkeitsstörung. München: CIP-Medien.

Rockland LH (1989) Supportive Psychotherapy: A Psychodynamic Approach. New York: Basic Books.

Rudolf G (2013) Strukturbezogene Psychotherapie: Leitfaden zur psychodynamischen Therapie struktureller Störungen (3. Aufl.). Stuttgart: Schattauer.

Sammet I, Himmighoffen H, Brücker J, Dreher C, Olshausen Küchenhof C, Wilmers F, Küchenhoff J (2012) OPD in der Klinik: Ein Algorithmus für die Therapieplanung mit der Operationalisierten Psychodynamischen Diagnostik (OPD-2). Z Psychosomat Med Psychother 58:282–298.

Sandler J (1962) Research in psychoanalysis. The Hampstead Index as an instrument of psychoanalytic research. Int J Psychoanal 43:287–291.

Schneider W (1990) Leitlinien der Indikationsforschung zur Psychotherapie – Forschungsstrategien, Begrenzung und Unterlassungen. In: Schneider W (Hrsg.) Indikationen zur Psychotherapie. Weinheim: Beltz. S. 15–62.

Stasch M, Grande T, Janssen P, Übertracht C, Rudolf G (2015) OPD-2 im Psychotherapieantrag (2. Aufl.). Bern: Huber.

Wiggins JS (1991) Circumplex models of interpersonal behavior in clinical psychology. In: Kendall PC, Butcher JN (Ed.) Handbook of research methods in clinical psychology. New York: Wiley. pp. 647–662.

Zimmermann J, Dahlbender RW, Herbold W, Krasnow K, Turrión CM, Zika M, Spitzer C (2015a) Der OPD-Strukturfragebogen erfasst die allgemeinen Merkmale einer Persönlichkeitsstörung. Psychother Psychosom Med Psychol 65:81–83.

Zimmermann J, Brakemeier E-L, Benecke C (2015b) Alternatives DSM-5-Modell zur Klassifikation von Persönlichkeitsstörungen. Bezüge zu psychodynamischer und verhaltenstherapeutischer Diagnostik. Psychotherapeut 60:269–278.

Zimmermann J, Ehrenthal JC, Cierpka M, Schauenburg H, Doering S, Benecke C (2012) Assessing the level of structural integration using Operationalized Psychodynamic Diagnosis (OPD): Implications for DSM-5. J Pers Ass 94:522–532.

Zimmermann J, Stasch M, Grande T, Schauenburg H, Cierpka M (2014) Der Beziehungsmuster-Q-Sort (OPD-BQS): Ein Selbsteinschätzungsinstrument zur Erfassung von dysfunktionalen Beziehungsmustern auf Grundlage der Operationalisierten Psychodynamischen Diagnostik. ZPPP 62:43–53.

5 Diagnostik in der Gesprächspsychotherapie

Jochen Eckert und Reinhold Schwab

5.1 Einleitung

Dem Begründer der Gesprächspsychotherapie, dem amerikanischen Psychologen Carl R. Rogers, wurde und wird fälschlicherweise häufiger nachgesagt, dass er Diagnosen ablehne, z. B. in dem sehr verbreiteten »Lehrbuch Psychiatrie« von Tölle: »Wenn Krankheitssymptomatik und Diagnose außer Acht bleiben, folgt hieraus, daß die klientenzentrierte Therapie (= Gesprächspsychotherapie) kaum als Behandlungsverfahren für Patienten gelten kann, die im klinischen Sinne krank sind« (Tölle 1991, S. 327). Diese auf nichts außer auf Vorurteilen bestehende Falschdarstellung wurde oft beklagt (z. B. Eckert 1994), aber ohne sichtbaren Erfolg (Tölle und Windgassen 2014).

5.2 Stellenwert der Diagnostik in der Gesprächspsychotherapie

Bereits in seinem grundlegenden Werk »Counseling and Psychotherapy« (Rogers 1942; dt. »Die nicht-direktive Beratung« 1972b, S. 76–77) führte Rogers acht diagnostische Kriterien an, unter anderem eine emotionale und räumliche Unabhängigkeit von familiärer Kontrolle und ein Mindestalter von 10 und ein Höchstalter von 60 Jahren, die erfüllt sein sollten, um eine erfolgreiche Behandlung bzw. Beratung zu gewährleisten. In seinem folgenden Hauptwerk »Client-centered therapy« (Rogers 1951; dt. »Die klient-bezogene Gesprächstherapie« 1972a) relativiert er diese Kriterien. Er unterscheidet nun zwischen Status- und Prozessdiagnosen (vgl. auch Pawlik 1976) und bezweifelt den Nutzen von zeit- und situationsinvarianten Statusdiagnosen, die keinen Bezug zum psychotherapeutischen Prozess haben, z. B. eine symptombezogene Klassifikation.

Vor diesem Hintergrund entwickelt Rogers (1973, S. 130–162) eine »Skala des therapeutischen Prozesses« mit sieben Phasen. Dabei unterscheidet er einzelne Erlebensaspekte, die sich im Laufe der Therapie von »der Starrheit und der Distanz gegenüber der lebendigen Erfahrung« (S. 136) »hin zu einem Selbst, das eine reichhaltige und bewegliche Bewußtheit inneren Erfahrens ist« (S. 161) entwickeln. Diese Phasen beschreiben also, in welchem Ausmaß einem Patienten sein eigenes Erleben zugänglich (»erlebbar«) und reflektierbar ist. Im Rahmen der klientenzentrierten Therapietheorie handelt es sich um Zustandsformen (»Modi«) des »Inneren Bezugsrahmens« (Biermann-Ratjen et al. 2016). Heute findet sich dieser Ansatz im psychoanalytischen Konzept der Mentalisierung (Fonagy et al. 2002) wieder. Die konzeptuellen Überschneidungen spiegeln sich auch in der hohen Korrelation zwischen Selbstreflexivität, erhoben mit der »Reflective Functioning Scale« (Fonagy et al. 1998), und Selbstexploration, erhoben mit der SE-Skala von Truax (s. Tausch et al. 1969) wider: $r = .53$ bzw. als »wahre« Korrelation $r = .75$ (Biermann-Ratjen und Eckert 2002).

Rogers sah in einer Prozessdiagnose nicht nur eine hilfreiche Beschreibung zur Erfassung wichtiger psychotherapeutischer Prozesse, sondern auch ein für den Patienten sinnvolles Therapieziel: »In der klient-bezogenen Therapie scheint das Ziel des Therapeuten zu sein, die Bedingungen zu schaffen, unter denen der Klient imstande ist, die Diagnose der psychischen Aspekte seiner Fehlanpassung zu stellen, zu erfahren und zu akzeptieren« (Rogers 1972a, S. 208 f.).

Generell sah Rogers das Wesentliche eines psychotherapeutischen Prozesses nicht in einem symptomzentrierten Vorgehen, sondern in der Beziehung zwischen Patient und Psychotherapeut und in der Beziehung, die der Patient zu sich selbst hat:

> »Die klientenzentrierte Orientierung (= Gesprächspsychotherapie) ist eine sich ständig weiterentwickelnde Form der zwischenmenschlichen Beziehung, die Wachstum und Veränderung fördert. (...) Das Einzigartige dieses therapeuti-

schen Ansatzes besteht darin, daß sein Schwerpunkt mehr auf dem Prozeß der Beziehung selbst als auf den Symptomen oder ihrer Behandlung liegt« (Rogers 1975; zit. nach Rogers 1983, S. 17).

Dieser Standpunkt wird heute auch von der empirischen Psychotherapieforschung geteilt: Das von Orlinsky und Howard (1987) auf empirischer Basis entwickelte und allgemein anerkannte »Allgemeine Modell von Psychotherapie« (AMP) besagt, dass der Erfolg einer Psychotherapie im Wesentlichen von vier Faktoren und deren Wechselwirkungen bestimmt wird (vgl. Orlinsky et al. 2004; dt.: Orlinsky 2013, S. 517 ff.):

- Behandlungsmodell des Therapeuten
- Art und Ausmaß der psychischen Störung des Patienten
- Person des Patienten
- Person des Psychotherapeuten.

Diese vier Faktoren hat bereits Kiesler (1966; dt.: Kiesler 1977) seiner differenziellen Indikationsfrage zugrunde gelegt: »Bei welchem Patienten mit welcher psychischen Störung ist welche Psychotherapie durch welchen Therapeuten zu welcher Zielsetzung wirksam?«, und 1969 dafür einen Forschungsvorschlag unterbreitet.

Im Rahmen der Diagnostik wird versucht, diese vier Faktoren und ihre Wechselwirkungen zu erfassen. Die Wechselwirkungen werden als »Passungen« bezeichnet, die »stimmig« sein sollten, um einen erfolgreichen Therapieprozess zu ermöglichen. Sieht z. B. das *Behandlungsmodell* des Therapeuten vor, dass der Patient sich selbst und dabei die Ursachen von Symptomen erkennt, der *Patient* jedoch dieses Vorgehen als überflüssige »Nabelschau« ablehnt (sondern stattdessen einen direkten Weg, seine Symptome zu vermindern, sucht), ist diese Passung nicht stimmig.

Als wichtigste Passung wird nun auch von der empirischen Therapieforschung die Passung »Person des Patienten« und »Person des Therapeuten«, d. h. die *therapeutische Beziehung*, angesehen: »The strongest evidence linking process to outcome concerns the therapeutic bond or alliance, reflecting more than 1000 process-outcome findings« (Orlinsky et al. 1994, S. 360).

In Deutschland verbreitete sich die Gesprächspsychotherapie (GPT) zu einem Zeitpunkt, als auch die anti-psychiatrische Bewegung (z. B.

Cooper 1971) Deutschland erreichte und mit ihr die massive Kritik an der psychiatrischen Diagnostik (z. B. Keupp 1972). Ein Hauptkritikpunkt fußte auf der Annahme, dass ein Mensch erst durch die ihm zugeschriebene psychiatrische Diagnose zu dem Kranken wird, den die Diagnose behauptet. Diese sog. Etikettierungshypothese, auch als »labeling approach« bezeichnet, vertraten sowohl viele sozialpsychiatrisch orientierte Psychiater als auch Klinische Psychologen, darunter sicherlich auch einige Gesprächspsychotherapeuten. Außer den möglichen schädlichen Auswirkungen einer Diagnose auf den Diagnostizierten galten psychiatrische Diagnosen als wenig reliabel und invalide: »Die therapeutischen und prognostischen Folgerungen, die sich aus der psychiatrischen Diagnose ergeben, sind verhältnismäßig unbedeutend und die Diagnosen selbst sind vergleichsweise unzuverlässig.« (Kendell 1978, S. 1). In den 1970er Jahren belegten Psychiater in Deutschland das Dilemma psychiatrischer Diagnosen mit dem Hinweis, dass die Wahrscheinlichkeit, als psychiatrischer Patient in der Universitätsklinik Heidelberg als schizophren diagnostiziert zu werden, viermal höher sei als im Universitätsklinikum Hamburg-Eppendorf.

Vor dem Hintergrund seines Wissenschaftsverständnisses hat Rogers stets die Forderung erhoben, alle im Rahmen seines Therapieansatzes entwickelten persönlichkeits- und therapietheoretischen Annahmen sowie die Behandlungsergebnisse mit Mitteln der empirischen Wissenschaft zu überprüfen. Diese Forderung wurde bei der Etablierung des Ansatzes im deutschsprachigen Raum übernommen und umgesetzt (vgl. z. B. Tausch 1968; Biermann-Ratjen et al. 1979): Ausbildung und Praxis der Gesprächspsychotherapie waren und sind durch Bemühungen gekennzeichnet, den Therapieprozess und die Therapieergebnisse empirisch zu erfassen. Die Diagnostik erstreckte sich nicht nur auf Exploration und Selbstbeurteilungen in Form von Fragebögen, sondern auch auf Tonaufnahmen der Therapiegespräche und auf die Verpflichtung des Berufsverbandes der Gesprächspsychotherapeuten zur »lebenslangen« Supervision.

Das nachfolgende Kapitel bietet eine Übersicht über die diagnostischen Verfahren, die am häufigsten in der gesprächspsychotherapeutischen Praxis und Forschung eingesetzt werden.

5.3 Verfahren

Für die gesprächspsychotherapeutische Forschung und Praxis steht eine beträchtliche Anzahl diagnostischer Verfahren zur Verfügung. Im Folgenden werden die wichtigsten im Überblick vorgestellt. Ausführlichere Angaben und weiterführende Hinweise finden sich bei Schwab (2009).

Eine praxisrelevante, manualartige Zusammenstellung vieler gebräuchlicher Verfahren in einem DIN-A-4-Ordner hat Tscheulin (2001) vorgelegt, den »Würzburger Leitfaden (WLF) zur Verlaufs- und Erfolgskontrolle Personzentrierter Beratung und Psychotherapie«.

Auf die Darstellung von diagnostischen Verfahren und Vorgehensweisen im Rahmen der gesprächspsychotherapeutischen Kinder- und Jugendpsychotherapie muss hier aus räumlichen Gründen verzichtet werden, obwohl eine angemessene Diagnostik auch dabei zum Standard gehört (Reisel und Wakolbinger 2012).

5.3.1 Indikation und Prognose: Verfahren zur Eingangsdiagnostik

Neben der Erhebung einer ICD-10- oder DSM-IV-Diagnose sind in der Eingangsdiagnostik mit Hinblick auf die Indikation vor allem folgende Aspekte zu erfassen: das individuelle Leid des Patienten und die Art und Weise seines Umgangs damit, sein Selbstkonzept, seine Motivation zur Therapie, seine Erwartungen an die Therapie und die zu erreichende Veränderung und nicht zuletzt die Bereitschaft, sich auf die angebotene therapeutische Beziehung einzulassen (»Ansprechbarkeit auf das gesprächspsychotherapeutische Beziehungsangebot«). Als Therapeut habe ich mich schließlich auch selbst zu befragen, ob ich mit dem um Behandlung nachsuchenden Patienten eine therapeutische Beziehung eingehen kann und möchte.

Bei alledem ist die ICD-10- oder DSM-IV-Statusdiagnose für die Indikation und den Therapieverlauf weniger bedeutsam als »dass der individuellen Situation des Klienten verstehend begegnet wird und die neurotischen oder psychotischen Symptome als Versuche einer Abwehrstrategie zugrunde liegender Konflikte erscheinen« (Sauer 1997, S. 367) bzw. im gesprächspsychotherapeutischen Sinne Ausdruck einer Inkongruenz darstellen (vgl. auch Teusch 1993).

Es folgen nun die wichtigsten GPT-spezifischen diagnostischen Verfahren und Vorgehensweisen. Zu theorieübergreifenden Verfahren (auch störungsspezifischen), die in der GPT ebenfalls üblich sind (z. B. FPI-R, Psy-BaDo, SCL-90-R, SKID), finden sich Beschreibungen in den meisten Lehrbüchern zur Diagnostik (z. B. Stieglitz et al. 2001).

- *Gesprächspsychotherapeutisches Indikationsinterview bzw. Erstgespräch* (nach Eckert und Petersen 2012, S. 139 ff.). Das Erstinterview (wenn nötig in mehreren Sitzungen) soll einerseits Daten zur Indikation und Diagnose erbringen, andererseits dem Patienten die Gelegenheit geben, sich in einer gesprächspsychotherapeutischen Atmosphäre zu erleben und damit unter anderem dem Therapeuten wertvolle Hinweise zur Prognose (»Ansprechen« des Patienten auf die GPT) liefern. Dabei kann es zum Erfassen aller wichtigen Informationen über den Patienten hilfreich sein, auch den (vom Therapeuten auszufüllenden) *Anamnesefragebogen* von Tscheulin (2001) zu verwenden.
- *Feelings, Reactions and Belief Survey (FRBS)* von Höger (1995). Der Fragebogen – eine deutsche Übersetzung des gleichnamigen englischsprachigen Inventars von D. S. Cartwright (Cartwright und Mori 1988) – erfasst mit 131 Items neun Aspekte einer »reifen« gegenüber »unreifen« Persönlichkeit (im Sinne von Rogers) wie »Openness to feelings in relationships«, »Trust in self as an organism«, »Fully functioning person«, »Religio-spiritual beliefs« usw. Die berichteten Gütekriterien (Reliabilität, Validität) sind akzeptabel. Wie Höger (2002) in einer Studie mit 103 Prä- und Post-Tests von Gesprächspsychotherapien aufzeigt, ist der FRBS für die Dokumentation von Effekten einer GPT sehr gut geeignet und weist dabei unter anderem Zusammenhänge mit der SCL-90-R auf.
- *Kieler änderungssensitive Symptomliste (KASSL)* von Zielke (1979). Aus den überwiegend veränderungssensitiven 50 Items, die nach Zielkonzepten der GPT entwickelt wurden, werden sieben Skalen gebildet, u. a. soziale Kontaktstörungen, Verstimmungsstörungen, Konzentrations- und Leistungsschwierigkeiten, Sensitivität.

- *Selbstbild-Idealbild Q-Sortierung.* Dieses klassische Verfahren der GPT ermittelt einerseits das Selbst-Realbild des Patienten, andererseits dessen Selbst-Idealbild. Die Differenz zwischen beiden ergibt den Messwert, der sich zum Ende der Therapie verringern soll. Ökonomischer als das ursprüngliche Set von Itemkärtchen – zur Beantwortung gemäß Zwangswahl – ist eine *Fragebogenversion* mit zwei formal gleichen Bögen zu je 28 Items, enthalten im WLF von Tscheulin (2001).
- *Skala zur Erfassung der Selbstakzeptierung (SESA)* von Sorembe und Westhoff (1985). Der 29 Aussagen umfassende Fragebogen zur Selbstakzeptierung bzw. zu selbstentwertenden Tendenzen wurde in Anlehnung an Rogers' Persönlichkeitstheorie entwickelt. Die Skala gilt als veränderungssensitiv.
- *Bielefelder Fragebogen zu Klientenerwartungen (BFKE)* von Höger (1999). Mit 33 Items erfasst dieser Fragebogen auf der Basis der Bindungstheorie in drei Skalen spezielle Erwartungen der Patienten an die therapeutische Beziehung im Hinblick auf *Akzeptanzprobleme*, *Öffnungsbereitschaft* und *Zuwendungsbedürfnis*.

5.3.2 Therapieverlauf: Verfahren zur Prozessdiagnostik

Die Prozessdiagnostik hatte in der GPT von Anfang an – ganz in Rogers' Sinne – einen hohen Stellenwert. Relativ früh wurden dazu Messinstrumente entwickelt, z. B. das Relationship Inventory von Barrett-Lennard (1962) oder die Ratingskalen von Truax und Carkhuff (1967), auf denen die heute gängigen Instrumente beruhen. Dabei sind zwei Arten zu unterscheiden: *Ratingskalen* zur Einschätzung des Patienten- und/oder Therapeutenverhaltens und *Erfahrungsbögen* für Patienten und Therapeuten. Die regelmäßige Vorgabe eines Patientenerfahrungsbogens am Ende einer Sitzung sollte in einer GPT zumindest ernsthaft erwogen werden. Die Ratingskalen eignen sich auch zur Unterstützung der Supervisionsarbeit.

- Der *Bielefelder Klienten-Erfahrungsbogen (BIKEB)* von Höger und Eckert (1997), entwickelt auf der Basis des Klientenerfahrungsbogens

(KEB) (Biermann-Ratjen et al. 2016) liefert mit 25 Items Aussagen zu den sechs Skalen »Zurechtkommen mit dem Therapeuten/der Therapeutin«, »Zurechtkommen mit sich selbst«, »Veränderungserleben«, »Sicherheit und Zuversicht«, »Beruhigung« und »Körperliche Entspannung vs. Erschöpfung«.

- Der *Therapeutenerfahrungsbogen (TEB)* von Eckert (im WLF von Tscheulin 2001 enthalten). Die 14 Items können die Reflexion des eigenen Therapeutenverhaltens und Therapiegeschehens anregen und unterstützen. Beispiele: »Ich spürte, dass der Klient mir bzw. dieser Form der Psychotherapie vertrauensvoll gegenüberstand«, »Ich fühlte mich in der Beziehung zum Klienten sehr frei, wenig gezwungen und verhielt mich recht natürlich«, »Ich hatte heute das Gefühl, dass der Klient noch mit etwas ›hinter dem Berge zurückhielt‹«.

Die im Folgenden dargestellten, in der GPT quasi altbekannten *Ratingskalen* wurden vor allem in der Forschung zur Einschätzung des konzeptgemäßen Patienten- oder Therapeutenverhaltens eingesetzt, sind aber auch für die Verlaufsbeobachtung in der therapeutischen Praxis interessant.

- Skala *Verbalisierung persönlich-emotionaler Erlebnisinhalte des Klienten durch den Psychotherapeuten (VEE-Skala)* von Tausch et al. (1969; abgedruckt in: Biermann-Ratjen et al. 2016, S. 20 f.). Diese ursprünglich 12-stufige Skala sollte man zur gelegentlichen Einschätzung des Therapeutenverhaltens verwenden, am zweckmäßigsten in der 6-stufigen Version von Höger (2012, S. 232), etwa im Rahmen der kollegialen Supervision. Die höchste Stufe bedeutet: »Die Äußerung des Psychotherapeuten enthält in genauer Form alle wesentlichen vom Patienten geäußerten persönlich-emotionalen Inhalte des Erlebens.«
- Skala *Selbstexploration des Patienten (SE-Skala)* von Tausch et al. (1969; abgedruckt in: Biermann-Ratjen et al. 2016, S. 23 f.). Die Skala erfasst mit ihren 9 Stufen einen wesentlichen Aspekt des »Ansprechens« des Patienten auf die Therapie, nämlich das Ausmaß, in dem der Patient sich im therapeutischen Dialog mit sich selbst auseinandersetzt. Stufe 9 lautet: »Der Klient schildert ausführlich seine spezifisch persönlichen inneren Erlebnisse. Es wird deutlich, dass er neue Aspekte und Zusammenhänge in seinem inneren Erleben findet.«

Für weitere Ratingskalen sei auf Schwab (2009) verwiesen.

5.3.3 Therapieergebnis: Verfahren zur Erfolgsdiagnostik/Nachtestung

Die Diagnostik des Therapieerfolgs geschieht einerseits durch die Ermittlung von Testwertdifferenzen (Nachtest minus Vortest) der eingesetzten Messinstrumente (s. o. FRBS, KASSL, Q-Sort, SESA), andererseits mittels spezieller Instrumente zur Nachbefragung.

- *Veränderungsfragebogen des Erlebens und Verhaltens (VEV)* von Zielke und Kopf-Mehnert (1978). Dieses für die Praxis sehr bedeutsame Instrument – zur Vorgabe nur im Nachtest (oder zur Katamnese) – erfasst ein valides Urteil des Patienten über den Erfolg der zurückliegenden Therapie. Jedes der 42 Items (Selbstschilderungen) ist als Veränderungsaussage (»Ich kann jetzt besser…«) formuliert, bezogen auf den Beginn der Therapie. Das Manual enthält Veränderungsnormen mit kritischen Grenzen.
- *STRUPP-Fragebogen.* Dieser auf Strupp et al. (1964; zit. nach Tausch 1973; enthalten im WLF von Tscheulin 2001) basierende Fragebogen erfasst mit 10 Items (dabei mehrere Rating-Skalen) ebenfalls den subjektiven Eindruck des Patienten vom Ergebnis der Therapie. Item 1: Wenn Sie alles erwägen, wie zufrieden sind Sie mit dem Ergebnis Ihrer psychotherapeutischen Gespräche? (6-stufig von »sehr unzufrieden« bis »sehr zufrieden«).

5.4 Fazit und Perspektiven

Diagnostik hat in der Gesprächspsychotherapie eine lange Tradition. Sie wurde begründet durch Rogers' Credo, dass es erforderlich sei, den psychotherapeutischen Prozess und seine Effekte empirisch zu erforschen.

Diagnostik war und ist in der Gesprächspsychotherapie niemals Selbstzweck, sondern diente und dient der – vor allem prozessbegleitenden – Evaluation und Qualitätssicherung.

Literatur

Barrett-Lennard GT (1962) Dimensions of therapist response as causal factors in therapeutic change. Psychol Monogr 76:1–36.

Biermann-Ratjen EM, Eckert J (2002) Erwartungen an eine klinische Bindungsforschung aus der Sicht der Gesprächspsychotherapie. In: Strauß B, Buchheim A, Kächele H (Hrsg.) Klinische Bindungsforschung. Stuttgart: Schattauer. S. 9–16.

Biermann-Ratjen EM, Eckert J, Schwartz HJ (1979) Gesprächspsychotherapie. Verändern durch Verstehen. Stuttgart: Kohlhammer.

Biermann-Ratjen EM, Eckert J, Schwartz HJ (2016) Gesprächspsychotherapie. Verändern durch Verstehen (10. Aufl.). Stuttgart: Kohlhammer.

Cartwright DS, Mori C (1988) Scales for assessing aspects of the person. Person-Centered Review 3:176–194.

Cooper D (1971) Psychiatrie und Anti-Psychiatrie. Frankfurt/Main: Suhrkamp.

Eckert J (1994) Diagnostik und Indikation in der Gesprächspsychotherapie. In: Janssen P, Schneider W (Hrsg.) Diagnostik in Psychotherapie und Psychosomatik. Stuttgart: Gustav Fischer. S. 147–164.

Eckert J, Petersen H (2012) Indikationsstellung. In: Eckert J, Biermann-Ratjen E-M, Höger D (Hrsg.) Gesprächspsychotherapie: Lehrbuch für die Praxis (2. Aufl.). Heidelberg: Springer Medizin. S. 139–175.

Fonagy P, Target M, Steele H, Steele M (1998) Reflective Functioning Scale. Manual. Unpubl. Manuscript. London.

Fonagy P, Gergely G, Jurist E, Target M (2002) Affect regulation, mentalization, and the development of the self. New York: Other Press.

Höger D (1995) Deutsche Adaptation und erste Validierung des «Feelings, Reactions and Belief Survey« (FRBS) von Desmond S. Cartwright. Ein Beitrag zur konzeptorientierten Erfassung von Effekten der Klientenzentrierten Gesprächspsychotherapie. In: Eckert J (Hrsg.) Forschung zur Klientenzentrierten Psychotherapie. Aktuelle Ansätze und Ergebnisse. Köln: GwG-Verlag. S. 167–183.

Höger D (1999) Der Bielefelder Fragebogen zu Klientenerwartungen (BFKE). Ein Verfahren zur Erfassung von Bindungsstilen bei Psychotherapie-Patienten. Psychotherapeut 44:159–166.

Höger D (2002) Veränderungsrelevante Kriterien bei ambulanten Gesprächspsychotherapien.
(http://www.dpgg.de/Hoeger_Berlin%202002.pdf, Zugriff am 16.5.2015).

Höger D (2012) Verfahren zur Messung des Therapieprozesses. In: Eckert J, Biermann-Ratjen EM, Höger D (Hrsg.) Gesprächspsychotherapie: Lehrbuch für die Praxis (2. Aufl.). Heidelberg: Springer Medizin. S. 229–232.

Höger D, Eckert J (1997) Der Bielefelder Klienten-Erfahrungsbogen (BIKEB). Ein Verfahren zur Erfassung von Aspekten des »Post-Session Outcome« bei Psychotherapien. Z Klin Psychol 26:129–137.

Kendell RE (1978) Die Diagnose in der Psychiatrie. Stuttgart: Enke.

Keupp H (1972) Der Krankheitsmythos in der Psychopathologie. München: Urban & Schwarzenberg.

Kiesler DJ (1966) Some myth of psychotherapy research and the search for a paradigm. Psychol Bull 65:110–136.

Kiesler DJ (1977) Die Mythen der Psychotherapieforschung und ein Ansatz für ein neues Forschungsparadigma. In: Petermann F (Hrsg.) Psychotherapieforschung. Ein Überblick über Ansätze, Forschungsergebnisse und methodische Probleme. Weinheim: Beltz. S. 7–50.

Kiesler DJ (1969) A grid model for theory and research in the psychotherapies. In: Eron LD, Callahan R (Eds.) The relation of theory to practice in psychotherapy. Chicago: Aldine. pp. 115–145.

Orlinsky DE, Howard KI (1987) A Generic Model of Psychotherapy. Journal of Integrative and Eclectic Psychotherapy 6:6–36.

Orlinsky DE, Grawe K, Parks BK (1994) Process and outcome in psychotherapy: once again. In: Bergin AE, Garfield SL (Eds.) Handbook of psychotherapy and behavior change (4. ed.). New York: Wiley. pp. 270–376.

Orlinsky DE, Rønnestad MH, Willutzki U (2004) Fifty years of psychotherapy process-outcome research: continuity and change. In: Lambert MJ (Ed.) Bergin and Garfields Handbook of Psychotherapy and Behavior Change. New York: Wiley. pp. 307–389.

Orlinsky DE, Rønnestad MH, Willutzki U (2013) 50 Jahre Prozess-Outcome-Forschung: Kontinuität und Wandel. In: Lambert MJ, Richard M, Vogel H. (Hrsg.) Bergin und Garfields Handbuch der Psychotherapie und Verhaltensmodifikation (5. Aufl.). Tübingen: dgvt-Verlag. S. 517 ff.

Pawlik K (Hrsg.) (1976) Diagnose der Diagnostik. Stuttgart: Klett.

Reisel B, Wakolbinger C (2012) Kinder und Jugendliche. In: Eckert J, Biermann-Ratjen E-M, Höger D (Hrsg.) Gesprächspsychotherapie: Lehrbuch für die Praxis (2. Aufl.). Heidelberg: Springer Medizin. S. 253–277.

Rogers CR (1942) Counseling and Psychotherapy: Newer Concepts in Practice. Boston: Houghton Mifflin.

Roger CR (1951) Client-Centered Therapy: Its Current Practice, Implications and Theory. Boston: Houghton Mifflin.

Rogers CR (1961) On Becoming a Person: A Therapist's View of Psychotherapy. Boston: Houghton Mifflin.

Rogers CR (1972a) Die klient-bezogene Gesprächstherapie. München: Kindler.

Rogers CR (1972b) Die nicht-direktive Beratung. München: Kindler.

Rogers CR (1973) Psychotherapie als Prozess. In: Rogers CR (Hrsg.) Entwicklung der Persönlichkeit. Stuttgart: Klett. S. 130–162.

Rogers CR (1975) Client-centered psychotherapy. In: Freedman AM, Kaplan HI, Sadock BJ (Ed.) Comprehensive textbook of psychiatry (Vol. 2.). Baltimore: Williams & Wilkins. pp. 1831–1843.

Rogers CR (1983) Therapeut und Klient. Grundlagen der Gesprächspsychotherapie. Frankfurt: Fischer.

Sauer J (1997) Zur Bedeutung der Diagnostik in der klientenzentrierten Psychotherapie. Psychotherapeut 42:362–369.

Schwab R (2009) Diagnostische Methoden in der Gesprächspsychotherapie. Psychotherapeut 54:211–229.

Sorembe V, Westhoff K (1985) Skala zur Erfassung der Selbstakzeptierung (SESA). Göttingen: Hogrefe.

Stieglitz RD, Baumann U, Freyberger HJ (2001) Psychodiagnostik in Klinischer Psychologie, Psychiatrie, Psychotherapie. Stuttgart: Thieme.

Tausch R (1968) Gesprächspsychotherapie (2. Aufl.). Göttingen: Hogrefe.

Tausch R, Eppel H, Fittkau B, Minsel WR (1969) Variablen und Zusammenhänge in der Gesprächspsychotherapie. Zeitschrift für Psychologie, 176, 93–102.

Tausch R (1973) Gesprächspsychotherapie (5. Aufl.). Göttingen: Hogrefe.

Teusch L (1993) Diagnostik in der Gesprächspsychotherapie. In: Teusch L, Finke J (Hrsg.) Krankheitslehre der Gesprächspsychotherapie: Neue Beiträge zur theoretischen Fundierung. Heidelberg: Asanger. S. 115–134.

Tölle R (1991) Psychiatrie (9. Aufl.). Berlin: Springer.

Tölle R, Windgassen K (2014) Psychiatrie: Einschließlich Psychotherapie (17. Aufl.). Heidelberg: Springer.

Truax CB, Carkhuff RR (1967) Toward effective counseling and psychotherapy: Training and practice. Chicago: Aldine.

Tscheulin D (2001) Würzburger Leitfaden (WLF) zur Verlaufs- und Erfolgskontrolle Personzentrierter Beratung und Psychotherapie. Version 3. Köln: GwG-Verlag.

Zielke M (1979) Kieler Änderungssensitive Symptomliste (KASSL). Manual. Weinheim: Beltz-Test.

Zielke M, Kopf-Mehnert C (1978) Veränderungsfragebogen des Erlebens und Verhaltens (VEV). Manual. Weinheim: Beltz-Test.

6 Diagnostik in der Verhaltenstherapie

Rebekka Neu, Martin grosse Holtforth und Wolfgang Lutz

6.1 Einleitung und Stellenwert der Diagnostik in der Verhaltenstherapie

Die Diagnostik ist ein wichtiger und grundlegender Bestandteil der Verhaltenstherapie, welche als wegweisender Begleiter in jeder Phase der Therapie bedeutsam ist. Sie nimmt Aufgaben wahr wie Beschreibung, Klassifikation, Indikation, Erklärung, Prognose und Evaluation. Dabei lassen sich die Funktionen psychologischer Diagnostik in der Verhaltenstherapie nach den Phasen der Behandlung gliedern. Vor und zu Beginn einer Therapie findet indikationsorientierte Diagnostik statt, Verlaufs- und Prozessdiagnostik begleiten die Therapie und am Ende/nach Beendigung der Therapie spricht man von Abschlussdiagnostik.

Diagnostische Erhebungen sind multitemporal, multiperspektivisch, multimethodal und multimodal, wobei das Prinzip der Multimodalität als die zentrale Grundlage interventionsbezogener Diagnostik gilt und möglichst viele Aspekte der Kategorien Datenebenen, Datenquellen, Untersuchungsverfahren und Konstrukte/ Funktionsbereiche berücksichtigen soll.

6.2 Indikationsorientierte Diagnostik

Das Ziel der *indikationsorientierten Diagnostik* ist das möglichst umfassende Sammeln von allen Informationen über einen Patienten, mit deren Hilfe entschieden werden soll, wie ein unerwünschter Ausgangszustand (psychische Beeinträchtigung) mit Hilfe psychologischer Interventionen in einen erwünschten Zielzustand (psychische Gesundheit) verändert werden kann. Die Diagnostik dient in dieser Therapiephase zur Beschreibung, zur Klassifikation, zur Erklärung der Ätiologie und der Genese der Symptomatik sowie zur Konzeption therapeutischer Problemstellungen (*Fallkonzeption*).

In dieser Anfangsphase ist es wichtig, ein gutes Verständnis für den Patienten zu entwickeln und, basierend auf der Diagnostik, therapeutische Problem- und Zielbereiche abzuleiten und Fragen zu klären wie: Welche Art der Behandlung, welches Therapiesetting und welcher Therapeut für die Behandlung erscheinen geeignet? Diese Zuweisung eines bestimmten Patienten mit bestimmten Eigenschaften zu bestimmten Interventionen und/oder Therapeuten wird als *differenzielle bzw. selektive Indikation* bezeichnet. Dazu ergänzend wird in der *adaptiven Indikation* überlegt, welche Entscheidungen und Anpassungen während des Therapieprozesses notwendig sind. Gleichzeitig wird eine Einschätzung der Entwicklung des Therapieverlaufs (*Prognose*) ermöglicht.

Eine detailliertere Darstellung und Auswahl von Verfahren der indikationsorientierten Diagnostik werden von grosse Holtforth et al. (2009) dargestellt.

6.2.1 Das Erstgespräch

Zu Beginn einer Verhaltenstherapie erfolgt in der Regel ein wenig formalisiertes *Erstgespräch*, in dem der Therapeut durch eine zieloffene Exploration versucht, einen möglichst umfassenden Überblick über die wichtigsten Informationen zu Person, Problematik, vermuteten Störungsursachen, Therapieanlass, Biografie, Vorbehandlungen, körperlichen Problemen, Erwartungen an die Therapie und Therapiezielen zu bekommen. Den Prozess des Sammelns von Patienteninformationen in freier, halb- oder vollstrukturierter Form bezeichnet man als *Anamnese*.

6.2.2 Kategoriale Diagnostik

Das Vorliegen einer oder mehrerer psychischer Störungen ist das Hauptindikationskriterium für eine Psychotherapie, deren zentrales Erfolgskriterium die Linderung oder die Beseitigung der Störung ist, weshalb die genaue Erfassung psychischer Störungen ein essentieller Bestandteil interventionsbezogener Diagnostik ist.

Zur Klassifikation psychischer Störungen existieren zurzeit zwei Systeme, ICD-10 und DSM-IV-TR/DSM-5, die als *typologisch-deskriptive Klassifikationssysteme* betrachtet werden können, da sie psychische Störungen anhand der im Vordergrund stehenden Symptomatik definieren. Sie dienen außerdem dazu, Objektivität, Präzision und Reliabilität bei der Diagnose psychischer Störungen zu gewährleisten. Ziel der *kategorialen (bzw. klassifikatorischen) Diagnostik* ist es, die vielfältigen Erscheinungsformen psychischer Auffälligkeiten zu ordnen und dadurch überschaubar zu machen.

Im DSM-IV-TR ist das Prinzip der *multiaxialen Diagnostik* realisiert, was bedeutet, dass die Klassifikation psychischer Störungen auf fünf hypothetisch voneinander unabhängigen Achsen erfolgt. Während die ersten beiden Achsen psychische Störungen im engeren Sinne beschreiben, können auf Achse III die für psychische Störungen relevanten medizinischen Krankheitsfaktoren klassifiziert werden. Achse IV erfasst mit den psychischen Störungen in Verbindung stehende psychosoziale oder umgebungsbedingte Probleme und mithilfe der Achse V kann eine globale Beurteilung des Funktionsniveaus eines Patienten erfolgen.

Seit 2015, eineinhalb Jahre nach der 5. Revision des US-amerikanischen DSM, gibt es nun auch die entsprechende deutsche Version. Derzeit werden ebenfalls die ICD-10-Klassifikationskriterien revidiert und in einer vorläufigen Version des ICD-11 in Feldstudien getestet.

Beide oben beschriebenen Klassifikationssysteme basieren auf einem operationalen Ansatz (*kriterienbezogene bzw. operationalisierte Diagnostik*), d. h. sie kategorisieren psychische Störungen nach den Kriterien Symptomatik, Schweregrad, Verlauf und Ausgang, Ätiologie, Pathogenese und therapeutische Ansprechbarkeit und definieren exakt, welche Kriterien eine Symptomatik erfüllen muss, um als Störung klassifiziert zu werden. Zudem liegt beiden Klassifikationssystemen das Prinzip der Komorbidität zugrunde, was bedeutet, dass psychische Probleme oft besser durch mehrere parallele Diagnosen anstatt durch eine einzige übergeordnete Hauptdiagnose erklärt werden können.

6.2.3 Psychometrische Diagnostik

Die *Störungsdiagnostik* erfolgt mithilfe von Interviews oder Checklisten. Dabei erfassen sogenannte Breitbandverfahren die allgemeine psychische Belastung bzw. ein breites Spektrum psychischer Störungsbereiche im Gegensatz zu Schmalbandverfahren, die störungsspezifisch nur bestimmte Bereiche erfragen. Die Interviews lassen sich in strukturierte und standardisierte Verfahren unterteilen: strukturierte Interviews fragen systematisch alle Diagnosebereiche mittels vorformulierter Fragen ab (deren Reihenfolge, Sprungregeln und Antwortkategorien vorgegeben sind, die jedoch bei Verständnisproblemen umformuliert, ergänzt oder erklärt werden können), standardisierte Interviews erfassen ausschließlich die Antworten des Patienten und werden meist computergestützt ausgewertet. Bei Checklisten obliegt dem Diagnostiker die Art der Informationsgewinnung; sie geben lediglich die Kriterien und Entscheidungsregeln für das Vorliegen von psychischen Störungen vor. Deshalb dienen sie eher erst einmal einer groben Vorauswahl (Screening) von Personen, für die dann anschließend eine differenziertere Diagnostik indiziert ist. Darüber hinaus können verschiedene standardisierte Selbst- und Fremdbeurteilungsverfahren eingesetzt werden, die als dimensionale Maße der Diagnostik auch zur Erfassung der Schwere der Symptomatik benutzt werden können (Stieglitz et al. 2001). Da sich die Beeinträchtigungen des Patienten häufig auf die verschiedensten Lebensbereiche auswirken, ermöglicht die Skala *Global Assessment of Functioning* (GAF) eine Fremdbeurteilung des allgemeinen Funktionsniveaus eines Patienten nach Achse V des DSM-IV-TR.

Obwohl die *Eigenschaftsdiagnostik*, zu der die *Persönlichkeitsdiagnostik* zählt, in der Verhaltenstherapie eher eine untergeordnete Rolle spielt, liefern Personeneigenarten wichtige zusätzliche diagnostische Hinweise, beispielsweise für Persönlichkeitsakzentuierungen oder -störungen (Achse-II-Störungen), welche häufig auf die Entstehung, Aufrechterhaltung und Behandlung anderer psychischer Störungen (Achse-I-Störungen) Einfluss haben. Die Diagnostik erfolgt entweder mithilfe von Interviewverfahren oder mittels Selbstbeurteilungsfragebögen.

Interpersonelle Faktoren können ebenfalls zur Entstehung und Aufrechterhaltung psychischer Störungen beitragen, aber auch selbst Hauptproblem und Behandlungsanliegen sein. Dabei können folgende Faktoren eine wichtige Rolle spielen: *soziale Unterstützung* (hierbei erfassen die Messverfahren z. B. Art und Anlass der Unterstützung), *Bindungsstil* (bindungsrelevante Konstrukte werden mittels Interviews oder Selbstbeurteilung erfasst), *Zirkumplexmodelle*, die zwischenmenschlichen Interaktionen die beiden Dimensionen Dominanz/Kontrolle und Liebe/Verbundenheit zugrunde legen (Selbst- und Fremdbeurteilung erfassen Stärke und Wirkungsweise von problematischen interpersonalen Verhaltensweisen) sowie *Partnerschafts- und Familiendiagnostik* (Selbstberichte, Verhaltensbeobachtung und halbstrukturierte Verfahren dienen der Erfassung von familiären Beziehungen) (z. B. Bodenmann 2005).

Psychosoziales Funktionieren wird häufig mithilfe der drei Konzepte soziale Anpassung, Lebensqualität und Wohlbefinden dargestellt. Zur Erfassung werden vor allem Selbstbeurteilungsinstrumente eingesetzt.

Unter *Ressourcen* werden die eigenen Merkmale eines Patienten oder auch seiner Umwelt verstanden, die ihm ermöglichen, mit persönlichen Problemen und belastenden Lebensumständen konstruktiv umzugehen. Empirische Befunde zeigen, dass die Aktivierung von Ressourcen das Behandlungsergebnis und die -zufriedenheit verbessern kann, weshalb ihre Erfassung auch Teil des diagnostischen Prozesses sein sollte. Ressourcen werden mittels Interviews sowie Fragebögen zur Selbst- und Fremdbeurteilung erfragt (Lutz et al. 2011).

6.2.4 Funktionale Problemanalyse, Fallkonzeption und Therapieplanung

Ein zentraler Baustein der Diagnostik in der Verhaltenstherapie ist die *funktionale Problemanalyse* oder *Bedingungsanalyse*, die bei der Erarbeitung eines Modells, das die Faktoren für die Entstehung und Aufrechterhaltung einer Störungssymptomatik beinhaltet, hilfreich ist. Eine solche *Fallkonzeption* stellt ein individuelles Erklärungsmodell dar, auf deren Grundlage sich die Behandlungsziele und -methoden ableiten lassen (*Therapieplanung*). Wichtig dabei ist, dass dieses Modell hypothetisch und vorläufig ist und während des Therapieprozesses einer ständigen

Überprüfung unterzogen wird und gegebenenfalls Modifikationen unterliegt.

Zur Erstellung dieses Modells bedient sich die Verhaltenstherapie einer zweiteiligen Verhaltensdiagnostik, die zum einen aus einer Verhaltens- und zum anderen aus einer *Plananalyse* besteht (auch als *horizontale und vertikale Verhaltensanalyse* bezeichnet).

Die Verhaltensanalyse versucht funktionale Zusammenhänge des Problemverhaltens (Verhalten, Kognition, Emotion, physiologische Reaktion) mit vorausgehenden und nachfolgenden Bedingungen herzustellen, wozu sie sich an der Verhaltensgleichung nach Kanfer und Saslow (1965), am *SORKC-Modell*, orientiert. Kern des Modells ist das (problematische) Verhalten (Reaktion, R), welches auf den vier Ebenen kognitiv, emotional, physiologisch und motorisch beschrieben wird. Diesem Verhalten gehen bestimmte situative Konstellationen voraus (Situation, S). Da nicht alle Personen auf dieselbe Situation gleich reagieren, werden auch die nicht direkt beobachtbaren intrapsychischen Merkmale einer Person betrachtet (Organismusvariable, O), welche sich z. B. auf Erfahrungen, Persönlichkeitseigenschaften oder biologische Determinanten beziehen, also auf Faktoren, die eine Person zu einer bestimmten Reaktion prädisponieren. Daneben werden auch die unmittelbaren und die längerfristigen Konsequenzen der Reaktion festgehalten, genauso wie die Kontingenz des Verhaltens. Da sich das SORKC-Schema auf eine konkrete Situation bezieht, bezieht es sich auf die *Mikroebene*.

Im Gegensatz dazu fokussiert die *Plananalyse* (Caspar 2007) auf die *Makroebene* und damit auf die Einordnung des Verhaltens in übergeordnete Pläne und Ziele einer Person und versucht zu verstehen, welche Funktion (instrumenteller Wert) das problematische Verhalten hat. Dabei geht die sogenannte *Konsistenztheoretische Fallkonzeption und Therapieplanung* (KFT, Grawe 1998) davon aus, dass Personen danach streben, ihre psychologischen Bedürfnisse zu befriedigen, wobei die vier Grundbedürfnisse in Anlehnung an Epstein (1990) die Bedürfnisse nach Bindung, Orientierung und Kontrolle, Selbstwerterhaltung und -erhöhung sowie Lustgewinn und Unlustvermeidung sind. Diese Bedürfnisse sind auf der höchsten Hierarchieebene angesiedelt. Um Bedürfnisbefriedigung zu erreichen, entwickeln Menschen bestimmte untergeordnete

Ziele, Strategien, Regeln und Verhaltensweisen. Die Konsistenztheorie geht von der Annahme aus, dass psychische Störungen durch nicht ausreichend befriedigte motivationale Ziele entstehen, welche z. B. Kognitionen in Form von Gedanken, Vorstellungen, Lebenssätzen oder Selbstverbalisationen sein können. Diese mangelnde Befriedigung wird *Inkongruenz* genannt. Davon ausgehend versucht der Therapeut in der Therapie mögliche Inkongruenzquellen wie z. B. aktuelle und vergangene Belastungen und Traumatisierungen, problematische zwischenmenschliche Interaktionen, intrapsychische Konflikte oder fehlende bzw. ungenutzte Ressourcen zu identifizieren (*Inkongruenzanalyse*). Zusätzlich versucht der Therapeut mittels einer *Beziehungsanalyse* daraus abzuleiten, wie er die therapeutische Beziehung gestalten soll.

6.2.5 Motivations- und Zielanalysen

Die Grundvoraussetzung für eine effektive Psychotherapie ist die *Motivation* des Patienten, die sich in seiner aktiven Mitarbeit widerspiegelt und sowohl vom Therapieanlass wie auch von positiven oder negativen Erwartungen an eine Behandlung beeinflusst werden kann. Dabei können folgende Aspekte relevant sein: was der Patient anstrebt, was er vermeidet, was ihn zur Therapie motiviert, was er bezüglich der Therapie befürchtet, was er von der Therapie erwartet und welche Ziele er verfolgt. Die Motivation kann entweder direkt erfragt oder mithilfe von Selbstbeurteilungsbögen erfasst werden.

Zu Beginn einer Psychotherapie werden in den meisten Praxen in freier Form die *Therapieziele* des Patienten definiert. Hilfreich kann dabei z. B. die Zielerreichungsskala (*Goal Attainment Scaling*, GAS; Kirusek et al. 1994) sein, die für bis zu sechs übergeordnete Zielbereiche möglichst konkret und verhaltensnah festlegt, wie sich eine Verbesserung, Verschlechterung oder auch Stagnation bemerkbar machen würde.

6.2.6 Indikationsentscheidung/Therapieplanung

In der *Indikationsentscheidung* wird beurteilt, ob eine Indikation für eine Psychotherapie gegeben ist und wenn ja, welche Methoden zur Herstellung der angestrebten Veränderung eingesetzt werden sollen. Die *Therapieplanung* beinhaltet somit die Festlegung kurz-, mittel- und langfristiger Ziele der Behandlung, indizierte oder kontraindizierte Interventionsstrategien, die Auswahl des geeigneten Settings, die Sitzungsfrequenz und die voraussichtliche Dauer sowie die Frage nach der Indikation einer medikamentösen Mitbehandlung. Zusätzlich sollte in der Therapieplanung auch die Gestaltung der therapeutischen Beziehung beachtet werden sowie die Möglichkeit der Nutzung bereits vorhandener Patientenressourcen.

6.3 Therapiebegleitende Diagnostik/ formative Evaluation

Therapiebegleitende Diagnostik beruht auf einer kontinuierlichen Erhebung von Informationen während einer Therapie, deren Ziel es ist, den therapeutischen Fortschritt eines Patienten zu dokumentieren, zu evaluieren und gegebenenfalls im Rahmen qualitätssichernder Maßnahmen über geeignete Rückmeldungen zu optimieren (Lutz und Grawe 2007). Dabei umfasst therapiebegleitende Diagnostik neben der Erfassung von Bestandteilen des therapeutischen Prozesses auf Sitzungsebene auch die Erhebungen von Veränderungen der Problem- und Zielbereiche therapeutischer Interventionen über die Zeit.

Bestandteile des therapeutischen Prozesses sind z. B. Daten zum Verhalten und Erleben von Patient und Therapeut während einer Therapie, die Qualität der Interaktion zwischen Patient und Therapeut sowie das Erleben von therapeutischen Wirkfaktoren, wie Ressourcenaktivierung, Problemaktualisierung, Klärung und Bewältigung (Grawe 1998). Die Erfassung kann vor, während oder nach einer Sitzung erfolgen. Messverfahren sind meist die freie Dokumentation durch den Therapeuten mithilfe von Dokumentationsbögen oder Tonband- bzw. Videoaufzeichnungen, aber auch standardisierte Verfahren wie z. B. kurze Fragebögen.

Es gibt keine festen Regeln, in welchen Abständen die regelmäßigen Erfassungen der Problem- und Zielbereiche stattfinden sollen, ihre Frequenz richtet sich nach inhaltlichen (z. B. bedeutsame Phasen des Behandlungsverlaufs), methodischen (z. B. Änderungssensitivität der Messinstrumente) oder formalen (z. B. vorgegebene Behandlungsdauer) Faktoren. Um einen unmittelbaren Nutzen für die Therapie ableiten zu können, sollten Zwischenmessungen mindestens zu jeder 10. Sitzung erfolgen.

Hauptzweck der therapiebegleitenden Diagnostik ist es zu prüfen, ob sich die Therapie auf dem richtigen Weg bezüglich ihrer therapeutischen Zielbereiche befindet. Deswegen werden relevante Phänomene relativ kleinschrittig erfasst, wodurch die Erstellung von Verlaufs- und Ergebnisprognosen ermöglicht wird, sodass der Therapeut problematische Entwicklungen während des Therapieprozesses möglichst früh erkennen und sein Behandlungsvorgehen anpassen kann. Veränderungen des therapeutischen Vorgehens können beispielsweise die Intensität der Behandlung, die Strategie der Behandlung oder die Entscheidung über die Weiterführung der Behandlung betreffen. Eine Übersicht über Verfahren der therapiebegleitenden Diagnostik findet sich bei grosse Holtforth et al. (2009).

Mehrere Untersuchungen konnten bislang nachweisen, dass regelmäßige Rückmeldungen über die Therapiefortschritte von Patienten an deren Therapeuten i. S. einer *patientenorientierten bzw. individuumsorientierten Verlaufsdiagnostik* zu größeren Therapieerfolgen führen (z. B. Lambert et al. 2001, Lutz und Grawe 2007).

Man unterscheidet zwischen qualifizierender und therapeutischer Diagnostik. In der *qualifizierenden Diagnostik* werden die Informationen nur vom Therapeuten zur Optimierung der Behandlung genutzt, während die *therapeutische Diagnostik* darauf basiert, dass der Patient nicht nur als bloßer Informationsgeber fungiert, sondern aktiv am diagnostischen Prozess beteiligt wird. Dazu ist es nötig, dass der Patient detailliert über die Ergebnisse aller Messungen informiert wird und diese Rückmeldungen als Beantwortung gemeinsam aufgestellter diagnostischer Fragen besprochen werden.

6.4 Abschlussdiagnostik/summative Evaluation

Der Aspekt, der sowohl für Patienten, Therapeuten, Angehörige und Kostenträger das größte Interesse findet, ist die Wirksamkeit einer Therapie. Dabei sollte nach Schulte (1993) die Erhebung des Therapieerfolges auf mindestens drei inhaltlichen Ebenen erfolgen:

1. auf der Ebene der Krankheit wird die Verringerung der psychischen Störung und die Beseitigung der Krankheitsursachen untersucht;
2. für einen Erfolg auf der Ebene des Krankseins werden störungsspezifische und störungsübergreifende Symptommaße verwendet und die Nichterfüllung von Störungskriterien nach DSM oder ICD eruiert;
3. auf der Ebene der Krankheitsfolgen wird der Therapieerfolg bezüglich der Wiederaufnahme sozialer Rollen, die wegen der Störung nicht wahrgenommen wurden, gemessen.

Howard et al. (1993) teilen die Veränderungen im Therapieprozess in drei Phasen ein. Nach ihrem *sequenziellen Phasenmodell therapeutischer Veränderungen* verbessert sich in der ersten Phase der Behandlung, der *Remoralisierungsphase*, das subjektive Wohlbefinden des Patienten. Das Ziel der zweiten Phase, der *Remediationsphase*, ist die Verbesserung der Symptomatik und/oder die Lösung der aktuellen Lebensprobleme des Patienten. Das übergeordnete Ziel der dritten Phase, der *Rehabilitationsphase*, ist z. B. die Wiederherstellung bzw. die Verbesserung des allgemeinen Funktionsniveaus oder das Erlernen neuer Rollen, bzw. ein neuer Umgang mit Teilbereichen des eigenen Lebens.

Es lassen sich zwei Hauptstrategien der Erfolgsmessung unterscheiden: direkte und indirekte Erfolgsmessung. Bei der *direkten Erfolgsmessung* wird einmalig von Patienten, Therapeuten, Bezugspersonen oder externen Beobachtern das Ausmaß der Veränderung, verglichen zum Ausgangszustand, retrospektiv erfasst. Verfahren der direkten Erfolgsmessung sind bei grosse Holtforth et al. (2009) aufgelistet. Die *indirekte Erfolgsmessung* bezieht sich auf die Berechnung der Differenz zwischen zwei Zustandsmessungen, die in der Regel vor und nach einer Therapie erfolgen.

Insgesamt zeigt sich, dass indirekte Erfolgsmaße stärker mit dem Zustand des Patienten vor einer Therapie korrelieren, während direkte Erfolgsmaße stärker mit dem Zustand am Ende einer Therapie zusammenhängen.

Als Alternative zur direkten und indirekten Erfolgsmessung wird oft ergänzend die Zielerreichungsskala GAS angewandt, die durch die Festlegung der Therapieziele schon zu Beginn der Therapie einige Probleme der direkten und indirekten Messung behebt und sich durch ihre Nähe zum therapeutischen Vorgehen auszeichnet (Lutz und Grawe 2007).

Die regelmäßige Erhebung von Ergebnismaßen nach dem Therapieende ist besonders relevant für die Einschätzung der Stabilität der Veränderungen über das Therapieende hinaus und so von großer Bedeutung für die Bewertung des Therapieerfolges. Wünschenswert wären Nacherhebungen, sogenannte *Follow-up-Messungen* (*Katamneseerhebungen*), im Abstand von drei bis sechs Monaten nach Therapieende. Dabei sind Aussagen über bleibenden Therapieerfolg umso valider, je größer die Messabstände sind und je länger die Katamnesen durchgeführt werden. Demgegenüber steht jedoch ein erheblicher organisatorischer Aufwand, finanzielle und zeitliche Ressourcen, Lokalisierung der Patienten und deren Überzeugung von der Notwendigkeit der Messung (Lutz et al. 2011).

6.5 Fazit und Perspektiven

Im vorliegenden Kapitel sollte aufgezeigt werden, welche hohe Relevanz die Diagnostik für psychotherapeutische Prozesse hat. Ihre Aufgabe beschränkt sich nicht nur auf die Erhebung einer problemspezifischen Ausgangslage eines Patienten und darauf basierend einer optimalen Zuordnung von Behandlungsformen, sie ist diagnostische Begleitung des Therapieverlaufs und der daraus resultierenden Optimierung der laufenden Behandlung und dient der Evaluation von Therapieergebnissen und deren Stabilität. Psychologische Diagnostik als wegweisender Begleiter der Verhaltenstherapie stellt damit einen wichtigen Baustein der Qualitätssicherung und der Therapie dar.

Literatur

Bodenmann G (2005) Paar- und Familiendiagnostik. In: Petermann F, Reinecker H (Hrsg.) Handbuch der Klinischen Psychologie und Psychotherapie. Göttingen: Hogrefe. S. 158–167.

Caspar F (2007) Beziehungen und Probleme verstehen. Eine Einführung in die psychotherapeutische Plananalyse. Bern: Huber.

Epstein S (1990) Cognitive-experiential self-theory. In: Pervin LA (Ed.) Handbook of personality: Theory and research. New York: Guilford. S. 165–192.

Grawe K (1998) Psychologische Therapie. Göttingen: Hogrefe.

grosse Holtforth M, Lutz W, Grawe K (2009) Interventionsbezogene Diagnostik. In: Hautzinger M, Pauli P (Hrsg.) Enzyklopädie der Psychologie. Psychotherapeutische Methoden (Bd. 2). Göttingen: Hogrefe. S. 1–74.

Howard KI, Lueger RJ, Maling MS, Martinovich Z (1993) A phase model of psychotherapy outcome: Causal mediation of change. J Consult Clin Psychol 61:678–685.

Kanfer FH, Saslow G (1965) Behavioral analysis: An alternative to diagnostic classification. Arch Gen Psychiatry 12:529–538.

Kirusek TJ, Smith A, Cardillo JE (Eds.) (1994) Goal attainment scaling: Applications theory, and measurement. Hilsdale, NJ: Erlbaum.

Lambert MJ, Hansen NB, Finch AE (2001) Patient-focused research: Using patient outcome data to enhance treatment effects. J Consult Clin Psychol 69:159–172.

Lutz W, Grawe K (2007) Psychotherapieforschung: Grundlagen, Konzepte und neue Trends. In: Strauß B, Caspar F, Hohagen F (Hrsg.) Lehrbuch der Psychotherapie. Göttingen: Hogrefe. S. 727–768.

Lutz W, Köck K, grosse Holtforth M (2011) Klinische Diagnostik: Anamnese, Exploration, Psychometrische Ansätze. In: Lutz W, Stangier U (Hrsg.) Klinische Psychologie – Grundlagen. Göttingen: Hogrefe. S. 245–268.

Schulte D (1993) Wie soll Therapieerfolg gemessen werden? Z Klin Psychol 22: 374–393.

Stieglitz RD, Ahrens B, Freyberger HJ (2001) Fremdbeurteilungsverfahren. In: Stieglitz RD, Baumann U, Freyberger HJ (Hrsg.) Psychodiagnostik in Klinischer Psychologie, Psychiatrie, Psychotherapie. Stuttgart: Thieme. S. 95–106.

7 Diagnostik in der Systemischen Paar- und Familientherapie

Maria Borcsa und Julia Hille

7.1 Einleitung

Systemische Paar- und Familientherapie stellt sich als eine Vielfalt dar, in der sich strukturelle Ansätze neben narrativen, dialogische neben lösungsorientierten finden. Je nach theoretischer Schwerpunktsetzung kommt der Diagnostik eine unterschiedliche Position zu. Zudem ist sie in Deutschland in die Auseinandersetzung mit dem individuumzentrierten nationalen Gesundheitssystem eingebunden. Eine politisch-kritische Komponente ist hier nicht zu leugnen, eine engagierte Haltung, wie sie sich in den Anfängen der Verhaltenstherapie auch gezeigt hatte (Lieb 2014).

7.2 Stellenwert der Diagnostik

Hintergrund systemischer Modelle bildet eine konstruktivistische Erkenntnistheorie, die zu einer *Diagnostikkritik* (Levold 2014) *des herkömmlich verstandenen Begriffes* führt. Die Übertragbarkeit des medizinisch-pathologischen Modells auf die (interpersonelle) Psychotherapie und dessen Nützlichkeit (Viabilität) wird hinterfragt. Das Stellen von Diagnosen wird auch als ein *Kommunikationsphänomen* betrachtet, welches *soziohistorisch und kulturell eingebunden* ist und auch von *Machtverhältnissen* bestimmt wird. Die systemischen Modelle weichen

7 Diagnostik in der Systemischen Paar- und Familientherapie

von der vorgegebenen zeitlichen Abfolge: zunächst Diagnose, dann Therapie in aller Regel ab. Die Diagnostik ist auch immer schon eine *Intervention*, die sich für alle Beteiligten (inklusive des Diagnostizierenden) positiv aber auch negativ auswirken kann.

In der Traditionsgeschichte des systemischen Modells spielt das Erkennen und das Intervenieren im Bereich von *Interaktionsmustern* und sich daraus ergebenden *Familienstrukturen* eine herausragende Rolle. Sowohl die strukturelle Familientherapie nach Minuchin (1997) als auch das Mailänder Modell (Selvini Palazzoli et al. 2011) und die Familientherapie nach Satir (2013) gehen von sich wiederholenden kommunikativen und interaktiven Abläufen in intimen Beziehungen aus, die, wenn sie nicht eine Symptomatik erzeugen, so mindestens relevant bei deren Aufrechterhaltung sind. Der diagnostische Zugang wird als Hypothesengenerierung verstanden, die Anregungen zur Intervention bereitstellen; diagnostische Methoden werden zudem therapieprozessual adaptiert. Klassische Verfahren, Beziehungsmuster zu analysieren, werden im Abschnitt 7.3.1 näher dargestellt.

»Diagnostik« im systemisch-lösungsorientierten Modell fokussiert nicht auf Symptome oder Störungen, sondern erarbeitet bereits im Erstgespräch die *Ausnahmen von Problemen* bei den jeweiligen Klientinnen und Klienten, d. h., in welchen konkreten Situationen das Problem (-verhalten) *nicht* besteht bzw. eine Lösung vorhanden ist (de Shazer 2014). Dieser *idiografische Zugang* zu Systemen findet sich auch in der systemischen Diagnostik sensu Schiepek (Schiepek et al. 2013) und bildet den Übergang zu einer *ressourcenorientierten Diagnostik*. Auf diese und weitere spezielle Verfahren wird in Kapitel 7.3.2 eingegangen.

Insgesamt ist der Stellenwert der Diagnostik vor dem Hintergrund des systemischen Imperatives zu betrachten: »Handle stets so, daß weitere Möglichkeiten entstehen« (von Foerster 2014, S. 60), eine *ethische Richtlinie*, die eine zusätzliche Reflexionsebene für den Professionellen einführt. Diese Reflexion ist Teil einer Kybernetik 2. Ordnung (ebd.), bei der sich die Therapeuten und Therapeutinnen als Teil eines therapeutischen Systems verstehen, bei der alle ihre Handlungen auch auf sie selbst zurück wirken (Borst 2003).

Systemische Paar- und Familientherapie ist besonders indiziert (von Sydow et al. 2007), wenn

- ein Einbezug des Paar- oder Familiensystems von Symptomträger gewünscht wird,
- im Familiensystem starke Abhängigkeiten vorherrschen (Kinder, pflegende Angehörige),
- schwerwiegende Folgen familiärer Interaktion auf den Symptomverlauf zu erwarten sind,
- gravierende Auswirkungen des Symptomverlaufs auf das Paar- oder Familiensystem erkennbar sind,
- familiäre Ressourcen genutzt werden sollen.

In den letzten Jahren wuchs die Anzahl von Outcome-Studien zur Wirksamkeit von systemischer Paar- und Familientherapie (von Sydow 2015). Empirisch belegte störungsspezifische Indikationen bei Kindern und Jugendlichen als Indexpatienten sind insbesondere Substanz-, Ess-, dissoziale, organische sowie depressive Störungen. Bei erwachsenen Indexpatienten ist systemische Therapie/Familientherapie insbesondere bei Essstörungen, somatischen Krankheiten, Substanzstörungen, Schizophrenie und Depressionen hoch wirksam.

Es lassen sich nur wenige Kontraindikationen benennen (Wirsching und Scheib 2002):

- innerhalb der Auftragsklärung wird deutlich, dass kein tragfähiger Motivationskonsens im System über weitere Therapiesitzungen zustande kommt (ausgenommen Störungen, bei denen dieses Phänomen Bestandteil der Symptomatik ist, z. B. Magersucht)
- Gefahr, dass offene Mitteilungen innerhalb des Therapiegesprächs danach mit Gewalt oder Repressionen entgegnet werden (z. B. bei häuslicher Gewalt, Kindesmissbrauch, solange der Täter/die Täterin leugnet)
- Gefahr, dass einzelne Systemmitglieder etwas sie Bezügliches erfahren könnten, was sie möglicherweise nicht wissen wollten (z. B. genetische Diagnose)
- den Therapeuten fehlen die notwendigen Qualifikationen, um systemische Mehrpersonentherapien durchzuführen. Dazu gehören u. a. Fähigkeiten zur Allparteilichkeit, zur aktiven Gesprächsmoderation und das Aushalten hoher interpersoneller Konfliktspannung.

7.3 Verfahren

Theoriehistorisch kann zwischen klassischen (sprachliche und metaphorisch-symbolische Zugangswege) und neueren bzw. speziellen Verfahren unterschieden werden.

7.3.1 Klassische Verfahren zur Generierung von Beziehungshypothesen

Genogramme und Strukturzeichnungen

Genogramme dienen der schematischen Darstellung mehrgenerationaler Familiensysteme mit Hilfe von Symbolen (analog eines Stammbaumes). Ersichtlich ist, dass der Patient oder die Patientin als Teil eines größeren Familiensystems zu begreifen ist, bzw. dass Paare vor dem Hintergrund ihrer Herkunftsfamilien zu betrachten sind. Üblicherweise werden drei Generationen berücksichtigt, in denen Positionen in der Geschwisterreihe, Partnerschaften, Trennungen, Todesfälle etc. erfragt und abgebildet werden. Für die grafische Darstellung haben sich international einheitliche Symbole bewährt (siehe McGoldrick et al. 2009).
In das entstandene Bild lassen sich weitere Informationen einfügen:

- Name, Geburts- und Todesdaten, Datum des Kennenlernens, Heirat, Trennung und Scheidung
- Ausbildung, Berufe, Arbeitsstellen
- Wohnorte, Herkunftsorte der Familienmitglieder, Ortswechsel und deren Anlässe
- Krankheiten, Symptome, Todesursachen, Therapieerfahrungen, Klinikaufenthalte

In das Genogramm sind Beziehungslinien, die die Qualität einer Beziehung visualisieren, ergänzbar. Weiterhin können Teile des Genogramms farblich markiert werden, um bestimmte Personen (z. B. alle, die in einem Haushalt leben) hervorzuheben. Die Genogrammarbeit erleichtert auch die Hypothesenbildung hinsichtlich der Auswirkungen von sozialen, politischen und ökonomischen Ereignissen auf die Familie. Insbesondere das »cultural genogram« (Hardy und Laszloffy 1995) dokumentiert die kulturellen Einflüsse auf das Familiensystem. Hier werden soziokulturelle Aspekte wie Geburtsort, sexuelle Orientierung, Geschlechtsidentität, Religion, Hautfarbe, ethnische Ursprünge und (damit zusammenhängende) historische Ereignisse wie Vertreibung, Flucht oder Sklaverei ergänzt.

Folgende Vorgehensweisen sind bei der Erstellung des Genogramms möglich (Reich et al. 2008, S. 284 f.)

- Anhand der Informationen, die die Familienmitglieder äußern, fertigt der Therapeut das Genogramm selbst an. Die Systemmitglieder erhalten stets die Möglichkeit zu korrigieren und zu ergänzen.
- Das Familiensystem zeichnet das Genogramm gemeinsam mit dem Therapeuten. Besonders in der Anfangsphase der Therapie kann hierdurch die Motivation zur Zusammenarbeit gesteigert werden.

Aus soziologischer Perspektive entwickelte Hildenbrand (2015) mit der Sequenzanalyse eine spezielle Form der Genogrammauswertung. Ziel ist die Rekonstruktion von Krisen und ihrer Bewältigung im familienhistorischen Verlauf, d. h. »eine Hypothese über das Muster (...), das die Bewältigung lebenspraktischer Aufgaben steuert, vor die Individuen, Paare und Familien gestellt sind« (S. 24). Dabei können z. B. mehrgenerational wiederkehrende Muster in der Partnerwahl deutlich werden.

Aufbauend auf das Genogramm stehen *Systemzeichnungen* zur Verfügung, die der strukturellen Familientherapie (Minuchin 1997) entstammen. Im Mittelpunkt steht die bildhafte Darstellung von folgenden Kommunikations- und Interaktionsmustern innerhalb eines Familiensystems und im Bezug zur Außenwelt:

- offene oder verdeckte Konflikte
- Allianzen – enge Beziehungen (die sich nicht gegen ein drittes Systemmitglied richten)
- Koalitionen – (geheimer) Zusammenschluss zweier Personen (zumeist Elternteil–Kind) gegen eine dritte Person (anderes Elternteil).

Zu beachten: Genogramme können aufgrund der Fülle von Informationen überkomplex wirken. Diverse computerbasierte Programme können die Übersichtlichkeit erhöhen.

Die Erstellung und Analyse eines Genogramms oder einer Strukturzeichnung kann und sollte im Verlauf einer Therapie immer wieder aufgenommen werden.

Zirkuläres Fragen zur Rekonstruktion der Wirklichkeitskonstruktionen des Systems

Zirkuläres Fragen wurde von der Mailänder Arbeitsgruppe (Selvini Palazzoli et al. 1981) begründet und u. a. von Tomm (2009) weiterentwickelt. Zirkuläre Fragen kontextualisieren das beschriebene Problem, d. h., die Bedingungszusammenhänge werden nicht in *einem* Systembeteiligten (dem sogenannten Indexpatienten) gesehen, sondern in wiederkehrenden interaktiven und kommunikativen Verhaltensmustern der Systemmitglieder. Eine Störung wird interaktiv eingebettet und deren Auswirkungen auf die Beziehung der Familienmitglieder werden herausgearbeitet. Es wird erfragt, wie jedes Systemmitglied auf das beschriebene Symptom reagiert und wie eine dritte, vierte etc. Person (wiederkehrend) diese Reaktion beantwortet.

Die systematische Nutzung des zirkulären Fragens generiert eine Fülle von Informationen und Hypothesen zu den Beziehungen der Systembeteiligten und über die Vernetzung des Symptoms im familiären System.

Vorgehen: Der Therapeut fragt eine dritte Person über eine andere dyadische Beziehung. Er befragt jedes Familienmitglied nacheinander, wie es die Verhaltens- und Beziehungsdynamik zwischen zwei anderen Angehörigen der Familie beschreibt.

> *Beispiel*: Martin (8 Jahre) lebt mit seinen Eltern und seinen zwei Geschwistern (Lukas, 14 Jahre und Mia, 12 Jahre) in einem Haushalt. Innerhalb einer Familientherapie sollen Martins extrem ausgeprägte Wutanfälle behandelt werden.

Bei der Formulierung der Fragen sollte beachtet werden (Selvini Palazzoli et al. 1981):

- spezifisches Verhalten unter spezifischen Umständen statt Gefühle oder Interpretationen betonen
  > »Mia, wenn Martin einen Wutanfall bekommt und deine Mutter laut wird, was macht dann dein Vater? Wie reagiert dann deine Mutter auf das Verhalten deines Vaters?«
- auf Verhaltensunterschiede statt auf Eigenschaften von Familienmitgliedern abzielen
  > »Lukas, du meintest, dass dein Vater das Zimmer verlässt, wenn Martin einen Wutanfall zeigt. Was genau muss Martin tun, damit er es schafft, euren Vater aus dem Zimmer zu vertreiben? Schafft das Mia auch manchmal?«
- zur Einstufung eines spezifischen Verhaltens oder einer spezifischen Interaktion durch verschiedene Familienmitglieder anregen
  > »Martin, du sagtest, dass eure Mutter nach deinen Wutanfällen laut wird und mit dir schimpft. Was denkst du, wer findet es gut, dass deine Mutter sich auf diese Weise verhält und wer weniger? Mia, wie siehst du das? Und du, Lukas?«
- Veränderungen im Beziehungsverhältnis vor und nach einem bestimmten Ereignis (diachronische Untersuchung) ansprechen
  > »Herr V., Ihre Frau sagt, dass Martin schon immer Schwierigkeiten hatte, mit seiner Wut umzugehen. Was denken Sie, waren es mehr Wutausbrüche, bevor sie in die Stadt X. gezogen sind oder weniger?«
- Unterschiede in Bezug auf hypothetische Situationen feststellen
  > »Wenn Martin für eine Weile zu euren Großeltern ziehen würde, wer würde dann mehr mit den Eltern streiten, Lukas oder Mia?«

Die Familienmitglieder generieren mit ihren Antworten auf zirkuläre Fragen vielfältige Informationen über Interaktionsmuster, Funktionen des Symptoms und deren aufrechterhaltende Bedingungen. Zu bedenken ist jedoch der hohe sprachliche Komplexitätsgrad dieser Frageform, der von allen Beteiligten des Therapiesystems eine kognitive Leistung(-sbereitschaft) abverlangt.

Familienskulptur und -brett

In der systemischen Therapie besitzt die Skulpturarbeit eine lange Tradition. Besonders Satir (2013) prägte diese Methode, bei der Relationen verkörpert bzw. visualisiert werden.

Vorgehen: Einem Familienmitglied (welches am wenigsten in die Symptomatik involviert scheint) wird der Auftrag erteilt, die jeweiligen Familienmitglieder so im Raum aufzustellen, dass die Beziehungen zwischen diesen aus dessen Sicht deutlich werden. Wichtige nicht anwesende oder verstorbene Systemmitglieder werden durch Symbole, zum Beispiel Stühle o. ä, visualisiert.

Vorzüge der Skulpturarbeit:

- Die familiäre Beziehungskonstellation wird bildhaft erfasst. Die sich wiederholenden kommunikativen und interaktiven Abläufe in intimen/familiären Beziehungen stellen sich in der Skulptur als *Gesamtgestalt mit emotionalem Gehalt* dar.
- Nähe-Distanz-Beziehungen werden sichtbar, indem der räumliche Abstand zwischen den Personen, deren Körperhaltung, Gestik, Mimik und möglicher Blickkontakt genutzt wird. Hierarchische Strukturen können unter Einbezug der dritten Raumdimension (bspw. Personen stehen auf einem Stuhl) verdeutlicht werden.
- Rationalisierungen und Erklärungsmuster werden umgangen: die Beziehungsthemen des Familiensystems werden schnell deutlich und erleichtern die Hypothesenbildung des Therapeuten.
- Der Zusammenhang zwischen familiären Beziehungsformen und beschriebenen Symptomen wird veranschaulicht.
- Sprachliche Mittel werden beim Aufstellen der Skulptur vermieden. Daher bietet sie sich als Methode unabhängig von jeweiliger Altersstufe, der Schichtzugehörigkeit und Sprachunterschieden an.

Das *Familienbrett* nach Ludewig und Wilken (2000) wurde ursprünglich für das stationäre Setting (mit einem Systemmitglied) entwickelt und ist vielfältig mit Paaren, Familien und anderen Systemen einsetzbar. Auf einer quadratischen Fläche (mit Innen- und Außengrenze) werden die Beziehungen zwischen den Systemmitgliedern mit Holzfiguren dargestellt. Die Figuren haben Gesichter zur Ausrichtung des Blicks und unterscheiden sich in Größe, Form und Farbe.

Variante: Innerhalb der systemisch-narrativen Therapie wird zwischen Symptom und symptomtragender Person differenziert. Durch den Einbezug des Symptoms in die Aufstellung mit Hilfe eines Symbols (Externalisierung des Symptoms) wird dieser Unterschied bildlich markiert. Der Therapeut kann Hypothesen über die Funktion des Symptoms für das System generieren. Ressourcen und Fähigkeiten werden für die Diagnostik ersichtlich, denn Externalisierungen laden zur Dekonstruktion der dominanten, defizitorientierten Erzählmuster ein (Borcsa 2013).

Zu beachten: Insbesondere die Familienskulptur erzeugt als Methode eine hohe emotionale Dichte. Es soll hier ausdrücklich darauf verwiesen werden, dass ihre diagnostische Anwendung immer auch eine Intervention darstellt und eine Ausbildung in systemischer Therapie voraussetzt.

7.3.2 Neuere und spezielle Verfahren

Lösungsorientierte Diagnostik

Neben der problemorientierten Diagnostik gewinnt eine lösungsorientierte Ressourcendiagnostik, die sich auf die Exploration von Kompetenzen und Fähigkeiten eines Familiensystems und deren Mitglieder konzentriert, an Bedeutung. Dabei wird davon ausgegangen, dass jedes System über diverse Ressourcen verfügt, die es für die Lösung seiner Probleme einsetzen kann, diese jedoch zum aktuellen Zeitpunkt nicht nutzt. In der systemisch-lösungsorientierten Paar- und Familientherapie (Berg 2015) kommen *ressourcen- und zukunftsorientierte Fragetechniken* als Diagnostikinstrument zur Anwendung. Insbesondere die *Exploration der Ausnahmen vom Problem*, aber auch die sogenannte *Wunderfrage* (de Shazer 2014) stellen spezifisch systemische Techniken dar, die zur Charakterisierung von Lösungsszenarien und damit verbundener Erfassung von Ressourcen dienlich sind.

Beispiel: »Nach unserer Sitzung gehen Sie nach Hause, erledigen die Dinge, die Sie zu erledigen haben, und legen sich dann irgendwann schlafen. Während Sie schlafen, geschieht ein Wunder und alle Sorgen und Probleme, die Sie hierher geführt haben, sind verschwunden ... Einfach so ... Was wird Ihrer Meinung nach morgen früh das erste kleine Anzeichen sein, welches Sie darauf hinweist, dass ein Wunder geschehen ist?«

Analyse semantischer Polaritäten im Paar- und Familiensystem

Das *family semantics grid* (FSG) stellt ein Analyseinstrument dar, welches »narrative semantische Polaritäten« in therapeutischen Gesprächen und Selbsterzählungen identifiziert und klassifiziert («hermeneutische Diagnose«). Ugazio et al. (2009) zeigen durch ihre klinischen Studien, dass die Kommunikation eines Familiensystems sich innerhalb antagonistischer Begriffe und Bedeutungen organisiert (family semantic polarities); diese bilden die Grundlage für die Aushandlung einer Position im Familiensystem inklusive Werthaltungen, Selbst-, Fremd- und Beziehungsbild, Arten der Beziehungsgestaltung und Emotionalität. Diagnostik vollzieht sich durch die Analyse der persönlichen und familiären Lebensnarrationen. Dabei zeigt Ugazio (2013) auf, wie sich Individualdiagnostik mit narrativ-interpersonaler Diagnostik verknüpfen lässt: Systeme mit personal diagnostizierten Indexpatienten (DSM-Kategorien) lassen sich über ihre dominante Weise der Kommunikation semantischen Polaritäten zuordnen; die Polarität »freedom vs. dependency« den Angststörungen, »goodness vs. evil« den Zwangsstörungen, »power vs. submission« den Essstörungen und »belonging vs. exclusion« den depressiven Erkrankungen. Durch diese narrativ-hermeneutische Diagnostik bleibt der Therapeut auf einer Phänomen-Ebene, die er durch sprachliche Interventionen direkt beeinflussen kann.

Synergetisches Navigationssystem

Das von Schiepek et al. (2013) entwickelte *synergetische Navigationssystem* (SNS) ist internetbasiert und multimethodal (Tagebuch, individualisierte Frage- und Therapieprozessbögen etc.), wobei sich als erster Zugang ein halbstrukturiertes Ressourceninterview empfiehlt (S. 64 f.). Das Modell verknüpft Diagnostik, Therapie und Forschung, wobei Diagnostik als »Erfassung von Strukturen und Funktionen eines Systems oder der Interaktion mehrerer vernetzter Systeme« verstanden wird, »wozu auch die Erfassung veränderungsrelevanter Bedingungen und Einflüsse auf ein System gehört« (Schiepek 2014, S. 528 ff.). Angelehnt an bio-psycho-soziale Systemebenen können hierbei physiologische, psychologische (Kognitionen, Emotionen, Verhalten) als auch interpersonelle Muster von Paaren, Familien und anderen sozialen Systemen wie Gruppen oder Teams bzw. Organisationsstrukturen in den Mittelpunkt des Interesses rücken. Schiepek (2014) schlägt aufgrund der *rekursiven Dynamik* aller Systeme vor, den statischen Begriff der Diagnostik durch »Prozessanalyse« bzw. »Modellierung« zu ersetzen. Das theoretisch wie methodisch anspruchsvolle Verfahren betont die Neubestimmung des Patienten als Co-Prozessor, der im Verlaufe der (auch für Forschung einsetzbaren) Prozessanalyse Erkenntnisse über sich gewinnt, die über eine Etikettierung mit einer diagnostischen Formel hinausgehen.

Standardisierte Interviewverfahren, Fragebögen und Ratingskalen

Es existieren eine Reihe von standardisierten Interviewverfahren, Fragebögen und Ratingskalen zur Familiendiagnostik (Cierpka 2008, S. 381 ff; Aguilar-Raab 2012; von Sydow 2015, S. 64 ff.), die insbesondere für den Forschungskontext konzipiert wurden. In jüngerer Zeit hat die britische Forschergruppe um Stratton et al. (2012) den Familien-Fragebogen SCORE entwickelt, der mittlerweile in 21 Sprachen vorliegt (Download unter http://www.europeanfamilytherapy.eu/score-15/; deutsche Übersetzung: Borcsa und Schelenhaus 2011). Er erfasst die familiären Dimensionen 1. Stärken und Anpassungsfähigkeit, 2. Überforderung bei Schwierigkeiten, 3. Gestörte Kommunikation und lässt sich zur Eingangs-, Verlaufs- und Veränderungsdiagnostik einsetzen.

7.4 Fazit und Perspektiven

Diagnostik in der systemischen Paar- und Familientherapie ist fokussiert auf Relationalität und prozessorientiert, d. h. eingebettet in Absprachen mit dem sogenannten Problemsystem bezüglich der nächsten therapeutischen Schritte (Auftragsklärung). Systemische Diagnostik leitet keine unikausalen Interventionen aus der Diagnostik ab, vielmehr ist sie in sich zirkulär (Diagnose ~ Intervention). Im therapeutischen Prozess lässt sich die Diagnostik als eine Interpunktion beschreiben, wobei deren Bedeutung nach dem Nützlichkeitsprinzip für das therapeutische System (d. h. Problemsystem *und* Therapeut) bestimmt wird.

Durch die steigende Anzahl an empirischen Studien zur systemischen Therapie ist zu erwarten, dass der Diskurs zur systemischen Diagnostik weiterhin lebendig – und zum Teil auch kontrovers – geführt wird. Dies wird zur weiteren Evolution des Konzeptes führen.

Literatur

Aguilar-Raab C (2012) Standardisierte Fragebogenverfahren im Rahmen der Paar- und Familiendiagnostik. In: Ochs M, Schweitzer J (Hrsg.) Handbuch Forschung für Systemiker. Göttingen: Vandenhoeck & Ruprecht. S. 331–354.
Berg IK (2015) Familien – Zusammenhalt(en). Ein kurz-therapeutisches und lösungs-orientiertes Arbeitsbuch (10. Aufl.). Dortmund: Verlag Modernes Lernen.
Borcsa M (2013) Neukonstruktion von Lebensnarrationen. In: Senf W, Broda M, Wilms B (Hrsg.) Techniken der Psychotherapie. Ein methodenübergreifendes Kompendium. Stuttgart: Thieme. S. 89–92.
Borcsa M, Schelenhaus S (2011) Der Fragebogen zur Erfassung der Wirksamkeit von Systemischer Therapie SCORE 15. Ein Werkstattbericht. Systeme 25:137–140.
Borst U (2003) Diagnostik und Wissen in der psychiatrischen Klinik: Bis wohin nützlich, ab wann hinderlich? Familiendynamik 28:201–218.
Cierpka M (2008) Handbuch der Familiendiagnostik (3. Aufl.). Berlin: Springer.
De Shazer S (2014) Wege der erfolgreichen Kurztherapie (12. Aufl.). Stuttgart: Klett-Cotta.
Foerster H von (2014) Das Konstruieren einer Wirklichkeit. In: Watzlawick P (Hrsg.) Die erfundene Wirklichkeit (8. Aufl.). München: Piper. S. 39–60.

Hardy KV, Laszloffy TA (1995) The cultural genogram: Key to training culturally competent family therapists. J Marital Fam Ther 21:227–237.

Hildenbrand B (2015) Einführung in die Genogrammarbeit (4. Aufl.). Heidelberg: Carl-Auer.

Levold T (2014) Systemische Therapie und Diagnostik. In: Levold T, Wirsching M (Hrsg.) Systemische Therapie und Beratung. Das große Lehrbuch. Heidelberg: Carl-Auer. S. 130–150.

Lieb H (2014) Störungsspezifische Systemtherapie. Konzepte und Behandlung. Heidelberg: Carl-Auer.

Ludewig K, Wilken U (2000) Das Familienbrett. Ein Verfahren für die Forschung und Praxis mit Familien und anderen sozialen Systemen. Göttingen: Hogrefe.

McGoldrick M, Gerson R, Petry S (2009) Genogramme in der Familienberatung (3. Aufl.). Bern: Huber.

Minuchin S (1997) Familie und Familientherapie. Theorie und Praxis struktureller Familientherapie (10. Aufl.). Freiburg: Lambertus.

Reich G, Massing A, Cierpka M (2008) Mehrgenerationenperspektive und Genogramm. In: Cierpka M (Hrsg.) Handbuch der Familiendiagnostik (3. Aufl.). Berlin: Springer. S. 259–289.

Satir V (2013) Selbstwert und Kommunikation. Familientherapie für Berater und zur Selbsthilfe (21. Aufl.). Stuttgart: Klett-Cotta.

Schiepek G (2014) Die Einheit von systemischer Forschung, Diagnostik und Therapie: Eine synergetische Perspektive. In: Levold T, Wirsching M (Hrsg.) Systemische Therapie und Beratung: Das große Lehrbuch. Heidelberg: Carl-Auer. S. 528–543.

Schiepek G, Eckert H, Kravanja B (2013) Grundlagen systemischer Therapie und Beratung: Psychotherapie als Förderung von Selbstorganisationsprozessen. Göttingen: Hogrefe.

Selvini Palazzoli M, Boscolo L, Cecchin G, Prata G (1981) Hypothetisieren, Zirkularität, Neutralität: drei Richtlinien für den Leiter der Sitzung. Familiendynamik 6:123–139.

Selvini Palazzoli M, Boscolo L, Cecchin G, Prata G (2011) Paradoxon und Gegenparadoxon: Ein neues Therapiemodell für die Familie mit schizophrener Störung (12. Aufl.). Stuttgart: Klett-Cotta.

Stratton P, Bland J, Janes E, Lask J (2012) Entwicklung eines Indikators zur Einschätzung des familiären Funktionsniveaus und eines praktikablen Messinstruments zur Wirksamkeit systemischer Familien- und Paartherapie: Der SCORE. In: Ochs M, Schweitzer J (Hrsg.) Handbuch Forschung für Systemiker. Göttingen: Vandenhoeck & Ruprecht. S. 355–380.

Sydow K von (2015) Systemische Therapie. München, Basel: Reinhardt.

Sydow K von, Beher S, Retzlaff R, Schweitzer J (2007) Die Wirksamkeit der Systemischen Therapie/Familientherapie. Göttingen: Hogrefe.

Tomm K (2009) Die Fragen des Beobachters. Schritte zu einer Kybernetik zweiter Ordnung in der systemischen Therapie (5. Aufl.). Heidelberg: Carl-Auer.

Ugazio V (2013) Semantic polarities and psychopathologies in the family: Permitted and forbidden stories. New York: Taylor & Francis.

Ugazio V, Negri A, Fellin L, Di Pasquale R (2009) The Family Semantics Grid (FSG). The narrated polarities. A manual for the semantic analysis of therapeutic conversations and self-narratives. TPM 16:165–192.

Wirsching M, Scheib P (2002) Vom Erstkontakt zum Behandlungsabschluss. In: Wirsching M, Scheib P (Hrsg.) Paar- und Familientherapie. Berlin: Springer.

III Störungsspezifische Diagnostik

8 Diagnostik bei schizophrenen Störungen

Reinhard Maß

8.1 Einleitung

Mit der Verabschiedung des Psychotherapeutengesetzes 1998 war eine weitreichende Reform der Ausbildung verbunden, die unter anderem eine sog. »Praktische Tätigkeit« im Umfang von 1.200 Stunden in einer psychiatrischen Einrichtung umfasst. Hierdurch kommen – anders als früher – die meisten angehenden Psychotherapeuten frühzeitig in Kontakt mit schizophrenen Patienten, und die Möglichkeit, mit diesen Patienten auch psychotherapeutisch arbeiten zu können, ist für die heutige Psychotherapeutengeneration dadurch naheliegender. Auch in der Psychiatrie hat der Beitrag, der von Psychologischen Psychotherapeuten geleistet wird, an Bedeutung gewonnen. Dies alles bringt neue Anforderungen an die psychologische Diagnostik mit sich.

8.2 Stellenwert der Diagnostik

So heterogen das Erscheinungsbild der Schizophrenie ist, so zahlreich und unterschiedlich sind auch die vorliegenden diagnostischen Verfahren (Übersicht bei Maß 2010). Grundsätzlich muss vor der Wahl des geeigneten Instruments das Ziel der diagnostischen Maßnahme geklärt werden. Man kann dabei zwischen der Feststellung der Diagnose, der Darstellung des aktuellen Zustands und der Verlaufsbeschreibung unterschieden; die Verlaufsbeschreibung wiederum kann der Messung des Therapieerfolgs oder der Früherkennung psychotischer Rückfälle dienen. In dem hier vorliegenden Kapitel wird nur ein kleiner Ausschnitt der vorliegenden Methoden dargestellt. Dazu zählen Selbstbeurteilungsverfahren (Fragebögen) ebenso wie Fremdbeurteilungsverfahren (Interviews). Bei der Auswahl wurde Wert auf die Anforderungen in der therapeutischen Praxis gelegt.

8.3 Verfahren

8.3.1 Fremdbeurteilungsverfahren

Die Arbeitsgemeinschaft für Methodik und Dokumentation in der Psychiatrie (AMDP) hat mit dem *AMDP-System* (AMDP 2016) ein komplexes System zur psychiatrischen Befunderhebung vorgelegt, das ständig weiterentwickelt wird (Rösler et al. 2012). Es umfasst Instrumente zur Erfassung von psychopathologischen und körperlichen Symptomen sowie von Anamnese-Daten bei psychisch Kranken. Das AMDP-System bezieht sich zwar auf den gesamten Bereich psychischer Störungen; jedoch erlaubt es gerade hinsichtlich psychotischer Symptome eine exakte Erhebung. Wichtigster Bestandteil des AMDP-Systems ist das Manual zur Dokumentation psychischer Befunde (AMDP 2016) mit Symptomdefinitionen, Erläuterungen und Hinweisen zu insgesamt 140 psychischen und somatischen Symptomen. Zu jedem Symptom werden eine Definition, Erläuterungen und Beispiele, Hinweise zum Schweregrad und zu abzugrenzenden Merkmalen gegeben. Die Schweregradeinteilungen erfolgen auf einer vierstufigen Skala (»nicht vorhanden« = 0, »leicht« = 1, »mittel ausgeprägt« = 2, »schwer« = 3). Außerdem gibt es die Antwortmöglichkeit »keine Aussage«, die bei der Skalenbildung (s. u.) ebenfalls mit 0 bewertet wird. Zusätzlich wird angegeben, auf welche Art das Symptom beobachtet werden muss: als Selbstbeurteilung des Patienten (S), als Fremdbeurteilung durch den Untersucher (F) oder als Selbst- oder Fremdbeurteilung (SF). Der Beurteilungszeitraum ist variabel und hängt von den Zielen der jeweiligen Untersuchung ab. Für eine einfache Querschnittsbeschreibung werden die letzten drei bis vier Tage als Grundlage empfohlen. Viele psychiatrische Entlassungsbriefe greifen bei der Darstellung des psychopathologischen Befunds auf das AMDP-System zurück. Folgende psychische Symptomgruppen werden erfasst: Bewusstseins-, Orientierungs-, Aufmerksamkeits- und Gedächtnisstörungen, formale Denkstörungen, Befürchtungen und Zwänge, Wahn, Sinnestäuschungen, Ich-Störungen, Störungen der Affektivität, Antriebs- und psychomotorische Störungen sowie circadiane Besonderheiten. Ein im Rahmen des AMDP-Systems von Fähndrich und Stieglitz (2016) entwickelter Leitfaden für ein halbstrukturiertes Interview zur Erhebung des psychischen Befundes dauert 40 bis 60 Minuten und ist gerade für wenig erfahrene Untersucher empfehlenswert. Manual und Interview-Leitfaden geben mit detaillierten Hinweisen und Operationalisierungen eine gute Orientierung. Es wird zur Teilnahme an einem der von der AMDP angebotenen Trainingsseminare geraten.

Die ursprünglich von Addington et al. (1990) entwickelte und von Müller et al. (1999) ins Deutsche übertragene *Calgary Depression Rating Scale for Schizophrenia – German Version* (CDSS-G) ist ein Fremdbeurteilungsverfahren, das der Erfassung depressiver Symptome bei Schizophrenie dient. Hintergrund ist die Annahme, dass die gängigen Depressionsskalen nicht in der Anwendung bei Schizophrenie validiert seien und es z. B. zu einer Konfundierung mit Negativ- oder Extrapyramidalsymptomen kommen könnte. Andererseits gibt es psychopathologische Manifestationen depressiver Affekte, die typisch für psychotische Zustände sind und von den gängigen Verfahren möglicherweise nicht adäquat abgebildet werden (z. B. Schuldwahn). Dennoch sind die Korrelationen zwischen der CDSS-G und gängigen Depressionsskalen mit ca. .8 recht hoch (CIPS 2015).

Die CDSS-G besteht aus acht Items mit vorformulierten Fragen nach depressiver Stimmung, Hoffnungslosigkeit, Selbstabwertung, schuldhaften Beziehungsideen, pathologischer Schuld, Morgentief, frühem Erwachen sowie Suizidalität in den letzten sieben Tagen, die in einem halbstrukturierten Interview vom Patienten zu beantworten sind, sowie einem neunten Item, bei dem beobachtete Hinweise auf Depressivität während des Interviews beurteilt werden sollen. Alle Items werden auf einer vierstufigen Skala mit 0 (»fehlend«), 1 (»leicht«), 2 (»mäßig«) oder 3 (»schwer«) Punkten bewertet. Die einzelnen Stufen werden durch kurze Beschreibungen charakterisiert, hierdurch wird eine hohe Interrater-Reliabilität erreicht (ICC = .97 bei Müller et al. 1999). Das Testergebnis ist die Summe der neun Items. Die Durchführung dauert 15 bis 20 Minuten.

Die CDSS-G wurde in die vom CIPS (2015) herausgegebene Sammlung von Skalen für die Psychiatrie aufgenommen. Sie kann außerdem unter www.ucalgary.ca/cdss frei heruntergeladen werden. Normtabellen liegen nicht vor, jedoch werden bei CIPS (2015) die Ergebnisse empirischer Studien zur Einordnung individueller Scores und zur Definition von Cut-off-Werten vorgeschlagen.

Die *Psychotic Symptom Rating Scales* (PSYRATS; Haddock et al. 1999; Jelinek et al. 2006; Vauth und Stieglitz 2007; Moritz et al. 2011) zielt auf zwei zentrale Bereiche der psychotischen Positivsymptomatik, nämlich verbale Halluzinationen und Wahn. Die PSYRATS erlaubt die Dokumentation des aktuellen Schweregrades der Symptome und kann daher gut deren zeitlichen Verlauf zeigen. Sie wird häufig in der Evaluation kognitiv-verhaltenstherapeutischer Interventionen bei schizophrenen Patienten mit persistierender Positivsymptomatik eingesetzt.

Die PSYRATS ist in zwei Unterskalen gegliedert, A »Auditive Halluzinationen« (11 Items) und B »Wahn« (sechs Items). Beide Unterskalen werden durch Summierung der zugehörigen Items ermittelt. Der Beurteilungszeitraum ist die letzte Woche. Alle Symptome werden auf einer fünfstufigen Schweregradskala eingeordnet, deren Stufen durch kurze, oft quantitative Beschreibungen definiert sind (0 = Symptom nicht vorhanden, 4 = extreme Ausprägung). Die Dauer des Interviews liegt bei 20 bis 60 Minuten und hängt von der Symptomatik des Patienten ab. Die Unterskala A bildet die Häufigkeit, Dauer, Lokalisierung, Lautstärke und Kontrollierbarkeit der auditiven Halluzinationen sowie die Annahmen des Patienten über ihre Ursachen ab, dazu den Anteil und die Intensität des negativen Inhalts der Stimmen und die resultierende Belastung und Störung des Alltagslebens. Die Unterskala B erfasst Häufigkeit und Dauer der Beschäftigung mit dem Wahn, die Korrigierbarkeit der wahnhaften Überzeugung und wiederum die durch den Wahn hervorgerufene Belastung und Störung des Alltagslebens. Haddock et al. (1999) beschreiben ausgezeichnete Interrater-Reliabilitäts-Koeffizienten für alle 17 PSY-RATS-Items (.8 oder höher). Die Beurteilungen wurden allerdings von klinisch erfahrenen Untersuchern vorgenommen, die zuvor in die Verwendung der PSYRATS eingewiesen worden waren und sich zudem einem zwölfstündigen Training unterzogen hatten, bei dem Rollenspiele und Aufzeichnungen von Patientengesprächen verwendet wurden.

Es gibt keine Norm- oder Cut-off-Werte für die PSYRATS. Die Skala bietet sich vor allem zur Beschreibung von Symptomverläufen bei klinischen Stichproben bzw. einzelnen Patienten an.

8.3.2 Selbstbeurteilungsverfahren

Das *Eppendorfer Schizophrenie-Inventar* (ESI; Maß 2001) ist ein klinischer Fragebogen, dessen besondere Stärke die differenzialdiagnostische Validität ist. Das ESI wurde zur Messung von subjektiven Symptomen entwickelt, die charakteristisch für schizophrene Patienten sind. Die mit dem ESI abgebildeten Dysfunktionen werden im Allgemeinen von Schizophrenen nicht nur häufiger angegeben als von Gesunden, sondern auch häufiger als von anderen Patientengruppen in akuten Krankheitsphasen, z. B. Depressiven oder Zwangskranken. Auch zur Erfassung schizotypischer Merkmale ist das ESI geeignet.

Das ESI enthält fünf Unterskalen. Die Unterskala »Aufmerksamkeits- und Sprachbeeinträchtigung« (Attention and Speech Impairment, AS, 10 Items) beschreibt vor allem Beeinträchtigungen bei Wahrnehmung und Interpretation externer Stimuli, die sich u. a. in Störungen rezeptiver Sprachfunktionen bemerkbar machen. Die Unterskala »Beziehungsideen« (Ideas of Reference, IR, sieben Items) repräsentiert die Tendenz, alltägliche Ereignisse als besonders bedeutsam zu interpretieren, sowie auch Wahnstimmung. »Akustische Unsicherheit« (Auditory Uncertainty, AU, acht Items) beschreibt eine Unsicherheit bei der Unterscheidung zwischen Gedanken und tatsächlich gehörten Wörtern. Darüber hinaus spielt ein vager Eindruck, beeinflusst zu werden, in diesen Faktor hinein. »Wahrnehmungsabweichung« (Deviant Perception, DP, neun Items) bezieht sich auf Störungen bei Wahrnehmungsprozessen mit einem

Schwerpunkt auf der Körperwahrnehmung. Zusätzlich zu den vier inhaltlichen Skalen enthält der Test eine Offenheits-Kontrollskala (Frankness, FR, fünf Items) und ein Item zur allgemeinen Motivation bei der Bearbeitung. Alle 40 Items werden auf einer vierstufigen Likertskala beantwortet (»stimmt genau« = 3 Punkte, »stimmt überwiegend« = 2 Punkte, »stimmt etwas« = 1 Punkt, »stimmt gar nicht« = 0 Punkte). Es werden sowohl eine normierte Standardversion (Beurteilungszeitraum: die letzten vier Wochen) als auch eine Kurzversion (20 Items; Beurteilungszeitraum: die letzten sieben Tage) bereitgestellt. Die Bearbeitungszeit beträgt ca. 10 bis 15 Minuten (Standardversion).

Das ESI kann bei Patienten in stationärer oder ambulanter Behandlung ebenso wie bei klinisch unauffälligen Probanden eingesetzt werden. Die Standardversion dient der einmaligen Untersuchung oder für Nachuntersuchungen in größeren Abständen; zur engmaschigeren Verlaufsbeschreibung sollte die ESI-Kurzversion verwendet werden. Weder in der Instruktion noch in den Itemformulierungen tauchen pathologisierende Begriffe wie »Symptom«, »Beschwerden«, »Störung« o. ä. auf, wodurch eine Testung bei Patienten ohne Krankheitseinsicht erleichtert wird.

Das ESI-Manual bietet unterschiedliche Möglichkeiten der Interpretation individueller Scores. Es gibt drei verschiedene Normtabellen, die anhand der Werte von a) schizophrenen Patienten, b) Patienten mit nichtpsychotischen psychischen Störungen und c) Gesunden konstruiert wurden. Außerdem werden Cut-off-Werte definiert, die sich auf die Werte der Gesunden-Stichproben beziehen. Es gibt Hinweise darauf, dass die Unterskalen »Aufmerksamkeits- und Sprachbeeinträchtigung« und »Wahrnehmungsabweichung« relativ zeitstabil sind und Komponenten grundsätzlicher Vulnerabilität sein könnten, während »Beziehungsideen« und »Akustische Unsicherheit« eher als reversible Statusmarker zu betrachten sind.

Die diagnostische Validität des ESI wurde wiederholt repliziert, auch wurden vielfältige Korrelationen zwischen ESI-Scores und fremdbeurteilten psychopathologischen Symptomen oder neuropsychologischen Funktionsstörungen bei schizophrenen Patienten beschrieben. Kürzlich wurden Zusammenhänge zwischen ESI-Werten und der Hirnrindendicke bei schizophrenen Patienten gefunden (Oertel-Knöchel et al. 2013). Seine Eignung zur Früherkennung von High-Risk-Zuständen für psychotische Erstmanifestationen wurde ebenfalls bestätigt (Chung et al. 2013).

Die *Beck Cognitive Insight Scale* (BCIS; Beck und Warman 2004; Beck et al. 2004; Maß et al. 2012; Moritz et al. 2011) dient der Erfassung der sogenannten »Kognitiven Einsicht« (Cognitive Insight). Damit ist ein bestimmter Denkstil gemeint, der eine Person grundsätzlich befähigt, eigene Standpunkte zu hinterfragen, eigene Irrtümer für möglich zu halten und abweichende Standpunkte anderer Personen in Betracht zu ziehen. Beck et al. (2004) zählen verschiedene dysfunktionale kognitive Stile auf, welche ursächlich für die Probleme vieler psychotischer Patienten sein könnten, ihre eigene Erkrankung zu erkennen: a) Verlust der Objektivität bezüglich der eigenen kognitiven Beeinträchtigungen; b) Verlust der Fähigkeit zur Relativierung; c) Widerstand gegenüber korrektiven Informationen von anderen Personen; d) Neigung zu voreiligen Schlussfolgerungen. Objektivierung, Relativierung, Korrigierbarkeit und angemessenes Schlussfolgern gelten als Grundlagen der kognitiven Einsichtsfähigkeit und werden abgegrenzt von der tatsächlichen Einsicht, an einer psychischen Erkrankung zu leiden (klinische Krankheitseinsicht). Kognitive Einsichtsfähigkeit wird als notwendige Bedingung für die Entwicklung klinischer Krankheitseinsicht betrachtet; Personen mit geringer kognitiver Einsicht werden z. B. als besonders anfällig für die Entwicklung und Aufrechterhaltung wahnhafter Fehldeutungen und Attributionen betrachtet. Mangelnde Krankheitseinsicht ist bei schizophrenen Patienten ein gravierendes psychopathologisches Symptom und kann mit einer geringen Compliance und einer schlechten Prognose einhergehen. Allerdings gibt es auch Hinweise darauf, dass fehlende Krankheitseinsicht z. T. als Verleugnung interpretiert werden kann, die einen Schutz vor der belastenden Erkenntnis der Erkrankung darstellt: Häufig ist die Depressivität schizophrener Patienten umso höher, je besser ihre Krankheitseinsicht ist (Maß et al. 2012).

Die BCIS ist ein kurzer Fragebogen aus 15 vierstufig zu beantwortenden Items (»stimmt genau« = 3 Punkte, »stimmt überwiegend« = 2 Punkte, »stimmt etwas« = 1 Punkt, »stimmt gar nicht« = 0 Punkte). Faktorenanalytisch wurden zwei Unterskalen abgeleitet, »Selbst-Reflexivität« (Self-Reflectiveness, neun Items) und »Selbst-Gewissheit« (Self-Certainty, sechs Items). Ein Beurteilungszeitraum wird nicht definiert, die Items zielen aber eher auf grundlegende, zeitstabile Überzeugungen als auf leicht veränderliche Einstellungen.

Selbst-Reflexivität wird als Ausdruck von Introspektionsfähigkeit sowie der Bereitschaft, die eigene Fehlbarkeit anzuerkennen, betrachtet. Selbst-Gewissheit zielt auf die subjektive Gewissheit, mit der eigene Überzeugungen und Einschätzungen als richtig betrachtet werden. Weil das Ausmaß an Selbst-Gewissheit einer Person ihre Fähigkeit oder Bereitschaft zur Introspektion mindern könnte, wird ein zusätzlicher »Komposit-Index« berechnet, bei dem der Selbst-Gewissheits-Wert vom Selbst-Reflexivitäts-Wert subtrahiert wird.

Für die Interpretation der mit der deutschen BCIS-Übersetzung (Maß et al. 2012) erhobenen Rohwerte können die an stationär-psychiatrischen schizophrenen Patienten ($N = 88$, 64 % männlich) sowie Gesunden ($N = 46$, 44 % männlich) gewonnenen Ergebnisse herangezogen werden. Die Schizophrenie-Gruppe erzielte bei Selbst-Reflexivität einen Mittelwert von 14.2 ($S = 4.3$), bei Selbst-Gewissheit 7.9 (3.2) und beim Komposit-Index 6.4 (5.4). Für die Gesunden fielen die entsprechenden Werte signifikant geringer aus: 11.2 (3.9), 8.3 (2.0) sowie 2.9 (4.8). Tatsächlich waren die BCIS-Werte bei den schizophrenen Patienten in der erwarteten Weise mit einer Einschränkung der klinischen Einsichtsfähigkeit korreliert.

8.4 Fazit und Perspektiven

Die hier vorgestellten Verfahren decken eine Reihe von Fragestellungen ab, die sich bei der Behandlung von schizophrenen Patienten ergeben können. Neben den psychotischen Symptomen können Patienten mit einer Schizophrenie aber auch viele andere, unspezifische Symptome und Einschränkungen aufweisen, die für das Befinden und die Behandlung ebenso relevant sind; Komorbidität ist keine Ausnahme, sondern ein Normalfall. Neben der bereits genannten Depressivität seien Defizite in der sozialen oder emotionalen Kompetenz, soziale Ängste, Zwangssymptome oder Alkoholabhängigkeit genannt. Zu deren Erfassung kann in der Regel auch auf die einschlägigen Verfahren zurückgegriffen werden, auch wenn diese nicht speziell für die Schizophreniediagnostik entwickelt wurden.

Literatur

Addington D, Addington J, Schissel B (1990) A depression rating scale for schizophrenics. Schizophr Res 3:247–251.
AMDP (Hrsg.) (2016) Das AMDP-System. Manual zur Dokumentation psychiatrischer Befunde (9. Aufl.). Göttingen: Hogrefe.
Beck AT, Baruch E, Balter JM, Steer RA, Warman DM (2004) A new instrument for measuring insight: The Beck Cognitive Insight Scale. Schizophr Res 68:319–329.
Beck AT, Warman DM (2004) Cognitive insight: Theory and assessment. In: Amador XF, Warman DM (Eds.) Insight and psychosis: Awareness of illness in psychosis and related disorders. Oxford: Oxford University Press. pp. 79–87.
Chung YC, Kang NI, Im YJ, Kim SW, Cho IH, Lee YM, Kwon JS (2013) Validation of the Korean version of the Eppendorf Schizophrenia Inventory as a screening measure to detect adolescents at ultra-high risk for psychosis. Early Interv Psychiatry 7:71–79.
CIPS (2015) Internationale Skalen für Psychiatrie (6. Aufl.). Göttingen: Hogrefe.
Fähndrich E, Stieglitz RD (2016) Leitfaden zur Erfassung des psychopathologischen Befundes: Halbstrukturiertes Interview anhand des AMDP- Systems (4. Aufl.). Göttingen: Hogrefe.
Haddock G, McCarron J, Tarrier N, Faragher EB (1999) Scales to measure dimensions of hallucinations and delusions: The Psychotic Symptom Rating Scales (PSYRATS). Psychol Med 29:879–889.
Jelinek L, Lincoln TM, Schneider S, Moritz S (2006) Deutsche Übersetzung der Psychotic Symptom Rating Scales (PSYRATS). Unveröffentl. Manual.
Maß R (2001) Eppendorfer Schizophrenie-Inventar (ESI). Göttingen: Hogrefe.
Maß R (2010) Diagnostik der Schizophrenie (Bd. 11). Göttingen: Hogrefe.
Maß R, Wolf K, Lincoln TM (2012) Associations of the Beck Cognitive Insight Scale (BCIS) with Poor Insight, Subjective Experiences, and Depression. Int J Cogn Ther 5:197–210.
Moritz S, Veckenstedt R, Randjbar S, Vitzthum F (2011) Individualisiertes Metakognitives Therapieprogramm für Menschen mit Psychose (MKT+). Berlin, Heidelberg: Springer.
Müller MJ, Marx-Dannigkeit P, Schlösser R, Wetzel H, Addington D, Benkert O (1999) The Calgary Depression Rating Scale for Schizophrenia: Development and interrater reliability of a German version (CDSS-G). J Psychiatr Res 33:433–443.
Oertel-Knöchel V, Knöchel C, Rotarska-Jagiela A, Reinke B, Prvulovic D, Haenschel C, Hampel H, Linden DEJ (2013) Association between psychotic

symptoms and cortical thickness reduction across the schizophrenia spectrum. Cerebral Cortex 23:61–70.

Rösler M, Thiel A, Domke A, Stieglitz RD (2012) 50 Jahre AMDP-System – Eine Bestandsaufnahme. Z Psychiatr Psychol Psychother 60:269–280.

Vauth D, Stieglitz RD (2007) Chronisches Stimmenhören und persistierender Wahn. Göttingen: Hogrefe.

9 Diagnostik bei affektiven Störungen

Lars P. Hölzel, Philomena Storz und Claus Normann

9.1 Einleitung

Affektive Störungen gehören zu den häufigsten Indikationen für eine Psychotherapie. Das Kernmerkmal affektiver Störungen besteht in einer Veränderung der Stimmung und des Aktivitätsniveaus. Sie reicht von der Depression, die durch eine depressive Niedergestimmtheit und einen Mangel an Aktivität gekennzeichnet ist, bis hin zur Manie, bei der eine gehobene oder gereizte Stimmung und ein Übermaß an Aktivität vorliegen. Anhand des Verlaufs lassen sich affektive Störungen grob in unipolare und bipolare Störungen unterteilen. Während bei unipolarer Depression ausschließlich depressive Episoden auftreten, wechseln sich bei bipolaren Störungen depressive und hypomanische bzw. manische Episoden ab.

9.2 Stellenwert der Diagnostik

Der Einsatz einer adäquaten Diagnostik ist wichtig zur Früherkennung, Differenzialdiagnostik und Einschätzung des Schweregrades sowie zur Durchführung einer Steuerung der Behandlung durch eine kontinuierliche Verlaufskontrolle.

Gerade für den Bereich des psychotherapeutischen Konsiliar- und Liaisondienstes kann der Einsatz von Screening-Instrumenten sinnvoll sein. Die Diagnostik kann hier über kurze Fragebögen erfolgen (s. u.). Der Einsatz ist insbesondere bei Risikogruppen wie Patienten mit chronischen somatischen Beschwerden, einer positiven Familienanamnese oder einem klinischen Verdacht sinnvoll.

Die Differenzialdiagnostik innerhalb der affektiven Störungen, aber auch die Einschätzung des Schweregrades besitzt wichtige therapeutische Implikationen. So kommt der Psychotherapie bei der Behandlung unipolarer Störungen ein deutlich höherer Stellenwert zu als bei bipolaren Störungen. Ein weiterer Unterschied besteht im Stellenwert des Einbezugs von Angehörigen und in der Phasenprophylaxe (DGPPN et al. 2015; DGBS e.V. und DGPPN e.V. 2012). Diesen Unterschieden muss in der Therapieplanung Rechnung getragen werden. Bei der Behandlung depressiver Episoden gibt es wichtige Implikationen für die Behandlung je nach Schweregrad der Symptomatik. Während bei leichten depressiven Episoden eine psychotherapeutische Behandlung aufgrund eines besseren Nutzen-Risiko-Verhältnisses zu bevorzugen ist, können psychotherapeutische Behandlung und Behandlung durch ein Antidepressivum bei mittelgradiger depressiver Episode als gleichwertig angesehen werden. Bei schweren depressiven Episoden ist eine Kombinationsbehandlung aus Psychotherapie und Antidepressivum Mittel der Wahl (DGPPN et al. 2015). Aufgrund dessen ist gerade zu Beginn einer Behandlung eine ausführliche Diagnostik notwendig. Eine Schwierigkeit bei der Diagnostik affektiver Störungen besteht darin, dass die Diagnose nur unter Berücksichtigung des gesamten Krankheitsverlaufs gestellt werden kann. Bei der kategorialen Diagnostik affektiver Störungen kann auf verschiedene diagnostische Interviews zurückgegriffen werden (s. u.).

Um den Symptomverlauf und Behandlungserfolg zu messen, ist zusätzlich eine *Begleit- oder Verlaufsdiagnostik* wichtig. Beides besitzt bedeutsame Implikationen für das therapeutische Vorgehen. Bei einer bipolaren Störung muss das therapeutische Vorgehen die aktuell vorliegende Symptomatik in jedem Fall berücksichtigen. Aber auch bei der psychotherapeutischen Behandlung einer unipolar depressiven Symptomatik ist es wichtig, den Erfolg regelmäßig zu überprüfen, um das therapeutische Vorgehen ggf. anzupassen. Kommt es in den ersten Behandlungswochen nicht zu einer Symptomreduktion, besteht ein erhöhtes Risiko für einen ungünstigen Verlauf der Psychotherapie. Sollte sich nach 3 bis 4 Wochen keine positive Veränderung der Symptomatik einstellen, sollte das psychotherapeutische Vorgehen überprüft und nicht unverändert fortgesetzt werden (DGPPN et al. 2015).

9.3 Verfahren

9.3.1 Diagnostische Interviews

Die Diagnosestellung im Bereich affektiver Störungen basiert auf der Erfassung der Symptomatik nach ICD-10 oder DSM-IV/-5. Für die Diagnosestellung ist immer auch die Erfassung der Symptomatik im Verlauf ausschlaggebend. Zur klassifikatorischen Diagnostik können diagnostische Interviews eingesetzt werden, wie das DIPS oder das SKID-I, aber auch Checklisten wie die IDCL (▶ Kap. 2).

9.3.2 Selbstbeurteilungsverfahren

Alle Selbstbeurteilungsverfahren sind konzipiert, um die Schwere einer depressiven Symptomatik oder das Vorliegen eines depressiven Syndroms zu erfassen. Für eine Diagnosestellung wird immer die Erfassung der Symptomatik entsprechend des ICD-10 bzw. DSM-IV/-5 durch einen Kliniker benötigt, hierfür können die oben beschriebenen diagnostischen Interviews verwendet werden.

Depression

Das *Beck Depressionsinventar* (BDI; Beck et al. 1961; BDI-II; Hautzinger et al. 2006) ist eines der weltweit am häufigsten eingesetzten Selbstbeurteilungsinstrumente. Es ist ein Instrument zur Beurteilung des Schweregrades der Depressivität. Für die neue, revidierte Form, das BDI-II, wurden Items verändert, sodass die erfasste Symptomatik sich im Vergleich zur Vorgängerversion stärker an den Kriterien der Diagnosesysteme orientiert. Der BDI-II besteht aus 21 Gruppen von Aussagen, aus denen der Patient jene Aussage auswählt, die in dem Zeitraum der letzten zwei Wochen für ihn zutreffend ist. Zur Interpretation wird ein Gesamtsummenwert gebildet (Hautzinger et al. 2006). Die Werte werden folgendermaßen interpretiert: $< 13 =$ keine Depression, $13–19 =$ leichtes, $20–28 =$ mittelgradiges und ≥ 29 schweres depressives Syndrom (DGPPN et al. 2015). Die Bearbeitungszeit des BDI-II beträgt meistens zwischen 5 und 10 Minuten, wobei Patienten mit schwerer Depression häufig mehr Zeit für die Beantwortung benötigen. Die gute Validität und Reliabilität des deutschen BDI-II konnte in mehreren Studien gezeigt werden.

Die Depressionsskala (PHQ-D) des *Gesundheitsfragebogens für Patienten (Patient Health Questionnaire*, PHQ; Löwe et al. 2002) wurde für die Allgemeinmedizin entwickelt, um hier das Erkennen und Diagnostizieren psychischer Störungen zu verbessern. Die Depressionsskala des Instrumentes wird auch als *PHQ-9* bezeichnet und kann unabhängig von den restlichen Skalen eingesetzt und interpretiert werden. Der PHQ-9 kann sowohl in der klinischen Praxis als auch im Rahmen von Forschungsfragestellungen, als Screeninginstrument, zur Erstdiagnostik und als Verlaufsbeurteilung eingesetzt werden (ebd.). Aufgrund seiner Kürze und seiner Validität hat er sich inzwischen über die Allgemeinmedizin hinaus etabliert. Die Bearbeitung durch den Patienten, aber auch die Auswertung durch den Therapeuten nehmen jeweils nur wenige Minuten in Anspruch. In den Items werden die wesentlichen depressiven Symptome nach ICD-10 erfasst. Die Auswertung für den Bereich Depressivität kann sowohl dimensional mit Hilfe eines Summenscores als auch kategorial erfolgen (Löwe et al. 2002; DGPPN et al. 2015). Der Summenwert kann zwischen 0 und 27 Punkten variieren. Die Werte werden folgendermaßen interpretiert: $< 5 =$ keine Depression, $10–14 =$ mittelgradige Störung, $15–19 =$ ausgeprägte Störung und $\geq 20 =$ schwerstes Ausmaß der Störung. Aufgrund der hohen Übereinstimmung mit der Diagnostik nach ICD-10 können die diagnostischen Informationen, die mithilfe des PHQ-D erhoben wurden, direkt im ärztlichen/therapeutischen Gespräch aufgegriffen werden. Ein wesentlicher Vorteil dieses Instruments liegt darin, dass sowohl das Manual als auch die Fragebögen online zur Verfügung stehen.

Die *Geriatrische Depressionsskala* (GDS; Yesavage et al. 1983; dt.: Gauggel und Birkner 1999) wurde entwickelt, um ältere Menschen auf das Vorhandensein einer möglichen Altersdepression bzw. depressiver Symptomatik screenen zu können. In der Regel enthält die GDS 15 Items, welche mit »Ja« oder »Nein« beantwortet werden. Dabei wird entsprechend der Auswertungsanleitung jeweils ein Punkt vergeben, wenn auf die Fragen 1, 5, 7, 11, 13 mit »Nein« geantwortet wurde bzw. wenn auf die restlichen Fragen die Antwort »Ja« lautete. Es wird ein Summenwert gebildet, der somit maximal 15 Punkte erreichen kann. Ab einem Wert von 6 Punkten ist eine depressive Störung wahrscheinlich und weitere diagnostische Schritte sollten diesbezüglich durchgeführt werden (DGPPN et al. 2015).

Die *Edinburgh Postpartal Depression Scale* (EPDS; Bergant et al. 1998) erfasst mithilfe von 10 Items die Symptome der postpartalen Depression. Das Instrument wurde entwickelt, da sich Instrumente, die die allgemein depressive Symptomatik erfassen, bei der Erfassung postpartaler Depression z. T. als nur bedingt geeignet erwiesen haben (Bergant et al. 1998). In einer Metaanalyse mit 56 Studien konnte eine ausreichende Sensitivität und Spezifität der EPDS für diesen Einsatz gezeigt werden (DGPPN et al. 2015). Die deutsche Übersetzung von Bergant et al. (1998) erzielte gute Werte im Hinblick auf Validität, Reliabilität und Verständlichkeit. Wie im englischen Original bietet die deutsche Version vier Antwortmöglichkeiten (von 0 bis 3) zur Bewertung der Items. Zur Auswertung wird ein Summenwert berechnet. Cut-off-Werte variieren dabei zwischen 9 und 13 Punkten. Das Instrument ist sehr anwenderfreundlich, da die Bearbeitungsdauer weniger als 5 Minuten beträgt.

Bipolare Symptomatik

Die *Allgemeine Depressions- und Manie-Skala* (ADMS; Meyer und Hautzinger 2001) ist eine Weiterentwicklung der Allgemeinen Depressionsskala (ADS; Meyer und Hautzinger 2001) und dient neben der Beurteilung depressiver Symptomatik auch der Einschätzung maniformer Symptomatik. Zu dieser Skala liegt kein Manual vor. Die ADMS besteht aus zwei Subskalen, die getrennt ausgewertet werden. Diesen können 13

Depressions- bzw. 9 Manie-Items zugeordnet werden. Dabei gelten Depressionswerte über 14 Punkten als klinisch auffällig und Maniewerte über 8 Punkten (Meyer und Hautzinger 2001).

Manie

Die *Manie-Selbstbeurteilungs-Skala* (MSS; Krüger et al. 1997) dient der Selbstbeurteilung manischer Symptomatik durch Patienten ab 15 Jahren. Sie ist die deutsche Version des Self-Report-Manic-Inventory (Shugar et al. 1992) und kann im klinischen und ambulanten Bereich genauso wie in der Forschung zum Einsatz kommen. Sie ist zudem gut als Instrument zur Erfassung der Veränderung der Symptomatik im Therapieverlauf geeignet. Die MSS besteht aus 48 Items, welche mit »Ja« oder »Nein« beantwortet werden. In der Originalversion gilt dabei als Referenz der letzte Monat (Shugar et al. 1992). Bei der Auswertung sind Werte zwischen 0 und 48 möglich. Die Bearbeitungsdauer beträgt 3 bis 6 Minuten. Die MSS weist hohe Sensitivität und Spezifität in der diagnostischen Erfassung manischer Symptomatik auf (Krüger et al. 1997).

9.3.3 Fremdbeurteilungsverfahren

Depression

Die *Hamilton-Depression-Rating-Skala* (HAMD; CIPS 2015) erfasst in Form eines Interviews depressive Symptomatik und den Schweregrad der Depressivität. Dabei werden die Aussagen des Patienten zu affektiven, kognitiven und somatischen Symptomen einer drei- bzw. vier- oder fünfstufigen Skala eingeordnet. Ursprünglich enthielt die Skala 17 Items (Hamilton 1960), wurde später auf 21 Items erweitert (Hamilton 1967) und liegt in einer deutschen Version mit 24 Items vor (HAMD-24; CIPS 2015). Laut Leitlinie gelten bei der Auswertung der Version mit 17 Items folgende Cut-off-Werte: ≤ 8 = klinisch unauffällig, 9–16 = leichtes, 17–24 = mittelgradiges und ≥ 25: schweres depressives Syndrom (DGPPN et al. 2015). Die HAMD wird sehr häufig eingesetzt, vor allem in der Forschung. Dabei wird diskutiert, inwiefern die HAMD als Goldstandard in der Einschätzung von Depressionen gelten darf (Bagby et al. 2004). Studien zeigten, dass die HAMD ausreichend valide und reliabel ist, jedoch stimmen die Kriterien der HAMD nicht mit denen der ICD-10 und des DSM-IV/-5 überein, es ließen sich teilweise nur geringe Retest-Reliabilitäten finden und die Items sind nicht einheitlich skaliert.

Die *Bech-Rafaelsen-Melancholie-Skala* (BRMS; Stieglitz et al. 1998) eignet sich sowohl zum Einsatz im ambulanten und stationären Bereich als auch zur Verlaufskontrolle, für Effektivitätsbeurteilungen und in der Forschung bei Erwachsenen ab 18 Jahren. Die BRMS wurde ausgehend von psychometrischen Analysen der Hamilton-Depressions-Skala (HAMD) entwickelt. Die psychometrisch überzeugendsten 6 Items der HAMD wurden ausgewählt und mit 5 neuen Items zu den 11 Items der BRMS zusammengefasst. Die 11 Items werden einheitlich auf einer 5-stufigen Skala bewertet, welche hinsichtlich des Schweregrades operationalisiert ist. Zur Vereinheitlichung der Informationserhebung dient ein Interviewleitfaden. Die Erhebung der Informationen mithilfe eines Interviewleitfadens benötigt zwischen 10 und 20 Minuten, das Ausfüllen des Dokumentationsbogens zusätzlich ca. 5 Minuten (Stieglitz et al. 1998). Als Richtlinie für die Auswertung der BRMS dienen folgende Cut-off-Werte: 0–5 = kein, 6–14 = leichtes, 15–24 = mittelgradiges und bei Werten ≥ 25 ein schweres depressives Syndrom (DGPPN et al. 2015). Der Gesamtwert der BRMS eignet sich zur Einschätzung des Schweregrades des depressiven Syndroms im Querschnitt wie im Verlauf. Ein Vorteil der BRMS besteht darin, dass er in verschiedene Sprachen übersetzt und psychometrisch getestet wurde (Stieglitz et al. 1998).

Die *Montgomery-Åsberg Depression Rating Scale* (MADRS; CIPS 2015) wurde entwickelt, um neben der Messung depressiver Symptomatik auch im Besonderen sensibel für Veränderungen und damit für Behandlungseffekte zu sein. Sie ist einsetzbar ab 18 Jahren und mit einer Bearbeitungszeit von ca. 15 Minuten sehr ökonomisch. Die MADRS besteht aus 10 Items, die jeweils auf einer 7-stufigen Skala eingeschätzt werden. Der Durchführer beurteilt dabei auf der Grundlage eines Interviews und mithilfe von Beobachtungen, inwiefern die vorliegende Symptomatik auf den definierten Kategorien (0, 2, 4, 6) oder zwischen den Kategorien (1, 3, 5) einzuordnen ist. Somit kann ein Gesamtscore gebildet werden, für den folgende Cut-off-Werte gelten: 0–6 = kein depressives

Syndrom, 7–19 = leichtes depressives Syndrom, 20–34 = mittelgradiges depressives Syndrom und ≥ 35 = schweres depressives Syndrom (DGPPN et al. 2015). Eine gute Reliabilität und Validität konnte in mehreren Studien gezeigt werden, auch für den deutschsprachigen Raum (Schmidtke et al. 1988).

Manie

Ein Instrument, das die Einschätzung des gesamten manischen Spektrums einschließlich möglicher psychotischer Symptome erlaubt, ist die *Young Mania Rating Scale* (YMRS; Young et al. 1978; dt.: Muehlbacher et al. 2011). Sie wurde anhand der Hamilton Depression Rating Skala entwickelt und wird sehr häufig, u. a. auch in der Therapieforschung, eingesetzt. Sie enthält 11 Items, davon werden 7 Items von 0 (abwesend) bis 4 (als extreme Ausprägung) beurteilt. Bei den restlichen 4 Items (Reizbarkeit, Sprache, Inhalt und zerstörerisch-aggressives Verhalten) sind Werte von 0 bis 8 möglich. Dadurch kann der Kliniker auch bei schwieriger Exploration oder geringer Kooperation diese Symptome und damit einhergehende Beeinträchtigungen bewerten. Zur Beurteilung der Symptome dient ein 15- bis 30-minütiges Interview (Young et al. 1978). Ursprünglich sollten als Beurteilungszeitraum für die YMRS die letzten 48 Stunden verwendet werden, jedoch dient nun meistens die zurückliegende Woche als Grundlage für die Beurteilung. Bei der Auswertung der YMRS dient ein Wert von ≥ 18 als »stark beeinträchtigt« (Hautzinger und Meyer 2010). Es liegen mehrere deutsche Versionen vor, die jedoch nicht autorisiert sind (DGBS e.V. und DGPPN e.V. 2012).

Zur Fremdeinschätzung manischer Symptomatik kann auch die *Bech-Rafalesen-Manie-Skala* (BRMAS; CIPS 2015) genutzt werden. Sie besteht aus 11 Items, welche auf einer 5-stufigen Skala bewertet werden. Es sind Werte zwischen 0 und 44 möglich (Bech et al. 1978). Bei der Auswertung gelten: 10–15 = »hypomaner« Zustand, 16–20 = mäßige und ≥ 21 = ausgeprägte Manie (Hautzinger und Meyer 2010). Von Vorteil für den Einsatz der BRMAS ist, dass mit der BRMS ein äquivalentes Instrument für die Einschätzung depressiver Symptomatik vorliegt (s. Fremdeinschätzung Depression).

9.4 Fazit und Perspektiven

Für affektive Störungen liegen eine Reihe an Instrumenten vor, die sich in einer Vielzahl an Studien und über einen langen Zeitraum in der Praxis bewährt haben. Kurze Fragebogeninstrumente können für ein Screening bei Patienten mit einem erhöhten Risiko für die Entwicklung einer depressiven Störung eingesetzt werden. Die Diagnosestellung sollte immer durch die Abklärung der diagnostischen Kriterien erfolgen, hierbei können klinische Interviews als unterstützende Maßnahme eingesetzt werden. Das Spektrum reicht dabei von Instrumenten mit vergleichsweise strikten Vorgaben bis hin zu Instrumenten, die dem Diagnostiker ein hohes Maß an Gestaltungsspielraum lassen. Um das therapeutische Vorgehen auf die Symptomatik abzustimmen bzw. um sich anbahnende Fehlschläge in der Therapie rechtzeitig zu erkennen und gegensteuern zu können, ist eine Messung der Symptomveränderung im Verlauf dringend notwendig. Hierzu existiert eine Reihe an Instrumenten, die sich mit einem vertretbaren Aufwand einsetzen lassen.

Literatur

Bagby RM, Ryder AG, Schuller DR, Marshall MB (2004) The Hamilton Depression Rating Scale: Has the Gold Standard Become a Lead Weight? Am J Psychiatry 161:2163–2177.

Bech P, Rafaelsen OJ, Kramp P, Bolwig TG (1978) The mania rating scale: scale construction and inter-observer agreement. Neuropharmacol 17:430–431.

Beck AT, Ward CH, Mendelson M, Mock J, Erbaugh J (1961) An inventory for measuring depression. Arch Gen Psychiatry 4:561–571.

Bergant AM, Nguyen T, Heim K, Ulmer H, Dapunt O (1998) Deutschsprachige Fassung und Validierung der »Edinburgh postnatal depression scale«. Dtsch Med Wochenschr 123:35–40.

CIPS (2015) Internationale Skalen für Psychiatrie (5. Aufl.). Göttingen: Beltz.

DGBS e.V., DGPPN e.V. (2012) S3-Leitlinie zur Diagnostik und Therapie Bipolarer Störungen. Langversion. Berlin: Springer.

DGPPN, BÄK, KBV, AWMF, AkdÄ, BPtK, BApK, DAGSHG, DEGAM, DGPM, DGPs, DGRW (Hrsg.) (2015) S3-Leitlinie/Nationale Versorgungsleitlinie Unipolare Depression – Langfassung (2. Aufl.).

(http://www.leitlinien.de/mdb/downloads/nvl/depression/depression-2aufl-vers2-lang.pdf, Zugriff am 10.02.16).

Gauggel S, Birkner B (1999) Validität und Reliabilität einer deutschen Version der Geriatrischen Depressionsskala. Z Klin Psychol 28:18–27.

Hamilton M (1960) A rating scale for depression. J Neurol Neurosurg Psychiatry 23:56–62.

Hamilton M (1967) Development of a Rating Scale for Primary Depressive Illness. Br J Soc Clin Psychol 6:278–296.

Hautzinger M, Keller F, Kühner C (2006) Beck Depressions-Inventar (BDI-II). Revision. Frankfurt/Main: Harcourt Test Services.

Hautzinger M, Meyer TD (2010) Bipolar affektive Störungen (1. Aufl.). Hogrefe.

Krüger S, Bräunig P, Shugar G (1997) Manie-Selbstbeurteilungsskala (MSS). Manual. Beltz-Test.

Löwe B, Spitzer RL, Zipfel S, Herzog W (2002) Gesundheitsfragebogen für Patienten (PHQ D). Komplettversion und Kurzform. (2. Aufl.). Karlsruhe: Pfizer.

Meyer TD, Hautzinger M (2001) Allgemeine Depressions-Skala (ADS). Normierung an Minderjährigen und Erweiterung zur Erfassung manischer Symptome (ADMS). Diagnostica 4:208–215.

Muehlbacher M, Egger C, Kaplan P, Simhandl C, Grunze H, Geretsegger C, Whitworth A, Stuppaeck C (2011) Reliabilität und Übereinstimmungsvalidität der deutschen Version der Young Mania Rating Scale (YMRS-D). Neuropsychiatrie 25:1–10.

Schmidtke A, Fleckenstein P, Moises W, Beckmann H (1988) Studies of the reliability and validity of the German version of the Montgomery-Asberg Depression Rating Scale (MADRS). Schweiz Arch Neurol Psychiatr 139:51–65.

Shugar G, Schertzer S, Toner BB, Di Gasbarro I (1992) Development, use, and factor analysis of a self-report inventory for mania. Compr Psychiatry 33:325–331.

Stieglitz RD, Smolka M, Bech P, Helmchen H (1998) Bech-Rafaelsen-Melancholie-Skala (BRMS). Göttingen: Hogrefe.

Yesavage JA, Brink TL, Rose TL, Lum O, Huang V, Adey M, Leirer VO (1983) Development and validation of a geriatric depression screening scale: A preliminary report. J Psychiatr Res 17:37–49.

Young RC, Biggs JT, Ziegler VE, Meyer DA (1978) A rating scale for mania: reliability, validity and sensitivity. Br J Psychiatry 133:429–435.

10 Diagnostik bei Panik und Agoraphobie

Sandra Brogli und Klaus Bader

10.1 Einleitung

Den größten Teil der Angststörungen bilden die eng miteinander verbundenen Störungsbilder der Panikstörung und der Agoraphobie. Die Agoraphobie weist eine Lebenszeitprävalenz von ca. 5 % auf, wobei Frauen dreimal häufiger erkranken als Männer. Es konnte gezeigt werden, dass die Lebenszeitprävalenz von Panikattacken über 28 % beträgt, während die Lebenszeitprävalenz der Panikstörung bei 3–4 % liegt (Goodwin et al. 2005; In-Albon und Margraf 2011; Kessler et al. 2006).

Die Störungsbilder der Panikstörung und der Agoraphobie zeichnen sich durch hohe Komorbiditätsraten und einen ungünstigen Verlauf aus. Zudem ist die Panikstörung mit immensen Kosten verbunden: Hinter den Symptomen der Panikattacke wird meist eine körperliche Erkrankung, beispielsweise ein Herzinfarkt, vermutet, wodurch öfter Notfalleinrichtungen aufgesucht werden als bei anderen psychischen Störungen. Zudem kann es auch zu häufigen Arztbesuchen und Fehldiagnosen kommen. Als Konsequenz dieser starken Beanspruchung des Gesundheitssystems zählt die Panikstörung zu den drei kostenintensivsten psychischen Störungen (In-Albon und Margraf 2011).

10.2 Stellenwert der Diagnostik

Im Hinblick auf die finanziellen Folgen, die Konsequenzen für die Lebensqualität der Patienten und um Betroffenen eine adäquate Behandlung zu ermöglichen, kommt einer sorgfältigen Diagnostik bei Angststörungen eine besondere Relevanz zu (Goodwin et al. 2005; In-Albon und Margraf 2011). Vor allem beim Vorliegen einer Panikstörung führt die Schilderung vorwiegend körperlicher Symptome von Seiten des Patienten in der medizinischen Primärversorgung häufig dazu, dass die Panikstörung nicht erkannt wird oder es zu Fehldiagnosen kommt. Andererseits ist es wichtig, durch eine somatische Abklärung zu Beginn der Behandlung mögliche körperliche Ursachen auszuschließen. Eine differenzierte Eingangsdiagnostik liefert Informationen für die individuelle Therapieplanung, welche durch die Verlaufsdiagnostik zur Überprüfung des Therapiefortschritts ergänzt wird.

10.3 Verfahren

Im Folgenden werden Verfahren und Instrumente überblicksartig vorgestellt, die im deutschsprachigen Raum verbreitet Anwendung finden, um Panikstörungen und Agoraphobie zu diagnostizieren.

10.3.1 Screening

Besonders in der Primärversorgung eignen sich Sceeningverfahren, um eine Verdachtsdiagnose zu stellen, bevor spezifische Fragebogen oder Interviews eingesetzt werden. Der Einsatz von validierten Screeningfragebogen scheint gerechtfertigt, da Studien zeigen, dass in der Primärmedizin nur 15 % der Patienten mit einer Panikstörung identifiziert werden (Löwe et al. 2003). Screeningverfahren wie der *Gesundheitsfragebogen für Patienten* (PHQ-D; Löwe et al. 2001) hingegen sind sensitiv und valide im Erkennen von Panikstörungen (Gräfe et al. 2004).

10.3.2 Medizinische Abklärung

Wenn der Verdacht einer Panikstörung besteht, ist eine sorgfältige medizinische Abklärung angezeigt. Um mögliche organische (Mit-)Ursachen der Symptome auszuschließen, sollten die eingenommenen Medikamente erhoben sowie kardiologische, internistische und endokrinologische Laboruntersuchungen durchgeführt werden (Alpers et al. 2011). Die meisten Betroffenen haben bereits zahlreiche medizinische Abklärungen ohne relevante positive Befunde hinter sich, wenn sie sich in psychologische Behandlung begeben. In diesem Fall sollten bei der Indikation weiterer körperlicher Untersuchungen Vor- und Nachteile gut abgewogen werden, vor allem um die Behandlungsmotivation nicht zu unterminieren (Heinrichs et al. 2009).

10.3.3 Psychophysiologische Symptomerfassung

Physiologische Symptome wie Herzklopfen, Zittern oder Kurzatmigkeit sind kennzeichnende Kriterien der Panikstörung. Diese Symptome können mittels modernen Technologien erfasst und zur diagnostischen Abklärung genutzt werden, auch wenn dies im klinischen Setting bisher selten getan wird. Verschiedene portable Messgeräte ermöglichen die ambulante Erhebung von physiologischen Symptomen im Alltag oder in spezifischen Situationen, beispielsweise während einer Panikattacke (Heinrichs et al. 2009; Wilhelm und Pfaltz 2009).

10.3.4 Verhaltenstests

Durch gezielte Symptomprovokation können mit dem Patienten körperliche Empfindungen identifiziert werden, die Panikattacken auslösen. Einer der häufigsten Verhaltenstests bei Patienten mit Panikstörung ist der Hyperventilationstest. Dabei soll der Patient während zwei Minuten möglichst schnell und tief atmen. Diese diagnostische Maßnahme wird angewandt, da die Betroffenen häufig nicht wahrnehmen, dass sie hyperventilieren und die Hyperventilation eine angstauslösende oder -verstärkende Rolle haben kann. Zudem kann Hyperventilation viele körperliche Symptome wie Herzklopfen, Kurzatmigkeit, Zittern etc. auslösen, die häufig bei akuter Angst erlebt werden (Sartory 2003; Wilhelm und Pfaltz 2009). Intensives Treppensteigen oder mehrmalige Drehungen auf einem Bürostuhl stellen weitere Möglichkeiten der Symptomprovokation dar.

10.3.5 Diagnostische Interviews

Strukturierte Interviews haben sich zur reliablen und validen Diagnosestellung bewährt. Interviews sind vor allem für die Differenzialdiagnostik besonders hilfreich. Die Panikstörung ist schwer abzugrenzen von der sozialen Phobie und auch die Abgrenzung der Panikstörung von der Agoraphobie und von spezifischen Phobien kann manchmal schwierig sein, denn bei all diesen Störungsbildern können Panikattacken auftreten (Heinrichs et al. 2009). Häufig erfolgt die Abgrenzung dabei über den Inhalt der Angst und die Art der Panikattacke (In-Albon und Margraf 2011).

Am besten etabliert sind das *Diagnostische Interview für Psychische Störungen* (DIPS; Schneider und Margraf 2006), das *Strukturierte klinische Interview für DSM-IV* (SKID; Wittchen et al. 1997), das diagnostische Kurz-Interview für psychische Störungen (Mini-DIPS; Margraf 1994) sowie das standardisierte *Expertensystem zur Diagnostik psychischer Störungen* (DIA-X/CIDI; Wittchen und Pfister 1997). Besonders das DIPS, welches ursprünglich zur Diagnostik von Angststörungen entwickelt wurde, ist so konzipiert, dass nebst den Diagnosekriterien auch klinisch relevante Informationen, wie z. B. Vorgeschichte, Einschränkungen und psychosoziale Belastungen, erhoben werden, welche in die Therapieplanung einfließen können (Schneider und Margraf 2006).

10.3.6 Selbstbeurteilungsverfahren

Im Folgenden werden Fragebögen zur Diagnostik von Panikstörungen und Agoraphobie vorgestellt, welche im deutschsprachigen Raum etabliert sind. Weitere Informationen finden sich in Tabelle 10.1.

Tab. 10.1: Selbstbeurteilungsverfahren bei Panikstörung und Agoraphobie

Verfahren (Abk.)	Autoren	Anwendungsbereich	Kennzeichen
Panik- und Agoraphobieskala (PAS)	Bandelow (1995)	misst den Schweregrad und die Therapieeffizienz bei Patienten mit Panikstörung mit oder ohne Agoraphobie	13 Items, 5 Komponenten werden erhoben: Panikattacken, agoraphobische Vermeidung, antizipatorische Angst, Einschränkung, Gesundheitsbefürchtungen. Selbst- und Fremdeinschätzung möglich. Dauer: F 5–10 Min., S 5–20 Min.
Agoraphobic Cognitions Questionnaire (ACQ)	Ehlers und Margraf (2001)	misst die kognitiv-emotionale Reaktionskomponente bzw. die Tendenz zum katastrophisierenden Denken, Bewerten und Interpretieren	14 Items, lassen sich unterteilen in Angst vor Kontrollverlust und Angst vor akuten körperlichen Krisen. Mit Normwerten für klinische Stichproben und Gesunde
Body Sensations Questionnaire (BSQ)	Ehlers und Margraf (2001)	misst Ausmaß der Angst bei körperlichen Symptomen	17 Items mit typischen körperlichen Beschwerden bei Panikattacken. Mit Normwerten für klinische Stichproben und Gesunde
Mobilitätsinventar (MI)	Ehlers und Margraf (2001)	misst Vermeidungsverhalten in typischen agoraphobischen Situationen	27 Items, unterteilt in Vermeidungsverhalten allein und Vermeidungsverhalten in Begleitung. Individuelle Verhaltensanalyse zur Therapieplanung und Erstellung von Angsthierarchien möglich. Mit Normwerten für klinische Stichproben und Gesunde

Tab. 10.1: Selbstbeurteilungsverfahren bei Panikstörung und Agoraphobie – Fortsetzung

Verfahren (Abk.)	Autoren	Anwendungsbereich	Kennzeichen
Angstfragebogen (FQ)	Hank, Hahlweg und Klann (1990)	misst agoraphobische, soziale Ängste und Angst vor Verletzungen	21 Items, im ersten Teil wird die Vermeidung verschiedener Situationen erfragt, im zweiten Teil der Leidensdruck und die Beeinträchtigung und im dritten Teil das Ausmaß der gegenwärtigen Angst. Dauer: 10 Min.
Beck-Angstinventar (BAI)	Margraf und Ehlers (2007)	misst Vorliegen und Intensität von Angstsymptomen	21 Items mit körperlichen und kognitiven Angstsymptomen. Wurde nicht basierend auf einem Diagnosesystem erstellt, daher ist das Stellen einer Diagnose nicht möglich. Dauer: 5–10 Min.
Angstsensitivitäts-Index-3 (ASI-3)	Kemper et al. (2009)	misst Angst vor körperlichen und kognitiven Begleiterscheinungen von Angst	18 Items mit körperlichen und kognitiven Angstsymptomen, unterteilt in die Skalen Bedenken somatisch, Bedenken sozial und Bedenken kognitiv. Dauer: 3–5 Min.
Fragebogen zu Akzeptanz und Handeln II (FAH-II)	Gloster et al. (2011)	misst psychologische Flexibilität	7 Items, Referenzwerte von mehreren klinischen Stichproben (u. a. Panikpatienten) und Gelegenheitsstichproben liegen vor. Dauer: wenige Min.

Die *Panik- und Agoraphobieskala* (PAS; Bandelow 1995) wurde zur Bestimmung des Schweregrades sowie zur Überwachung des Therapieerfolges entwickelt und erfasst die relevanten Diagnosekriterien. Die Skala kann bei Patienten mit Panikstörung mit oder ohne Agoraphobie verwendet werden. Es liegen Normwerte von Patienten mit Panikstörung vor (Bandelow 2003).

Der *Fragebogen zu körperbezogenen Ängsten, Kognitionen und Vermeidung* (AKV; Ehlers und Margraf 2001) besteht aus den drei Verfahren BSQ, ACQ und MI. Die Fragebogenbatterie eignet sich zur syndromspezifischen Diagnostik bei Patienten mit Angststörungen (vor allem Panikstörung und Agoraphobie) und somatoformen Störungen. Nebst der Absicherung von Diagnosen eignet sich der AKV auch zur Therapieplanung und zur Evaluation des Therapieerfolges. Für alle drei Fragebogen liegen Normen von verschiedenen diagnostischen Vergleichsgruppen und einer gesunden Kontrollgruppe vor (Jacobi und Sommer 2003).

Der *Angstfragebogen* (FQ; Hank et al. 1990) erfasst agoraphobische Ängste, soziale Ängste und Angst vor Verletzungen. In drei Teilen werden die Vermeidungstendenz, der Leidensdruck und die Stärke der gegenwärtigen Angst erfragt. Der Angstfragebogen eignet sich auch zur Veränderungsmessung (Heinrichs 2003).

Das *Beck-Angstinventar* (BAI; Margraf und Ehlers 2007) misst die Schwere von Angstsymptomen. Das BAI basiert nicht auf einem Diagnosesystem, daher lässt sich mit ihm keine spezifische Diagnose bestätigen. Zur Einschätzung der Ängstlichkeit liegen aber Vergleichswerte von Patienten mit Angststörungen und gesunden Probanden vor (Möbius und Margraf 2003).

Angstsensitivität (Reiss und McNally 1985) bezeichnet die Angst vor negativen Konsequenzen von körperlichen und kognitiven Begleiterscheinungen der Angst und stellt einen signifikanten Prädiktor für Panikanfälle dar (Hayward et al. 2000). Für den *Angstsensitivitätsindex-3* (ASI-3; Kemper et al. 2009) liegen Vergleichswerte für verschiedene klinische Gruppen, aber keine Normierungsdaten vor.

Der *Fragebogen zu Akzeptanz und Handeln II* (FAH-II; Gloster et al. 2011) misst das Konstrukt der Psychologischen Flexibilität (Hayes et al. 1999). Die psychologische Flexibilität erfasst einen Aspekt der psychischen Gesundheit, der über Symptomreduktion oder Wohlbefinden hinausgeht und verschiedene Prozesse wie Erlebensvermeidung und Akzeptanz unangenehmer Zustände umfasst. Der FAH-II eignet sich auch zur Therapieevaluation. Es liegen unter anderem Vergleichswerte von Panikpatienten und Gelegenheitsstichproben vor (Hoyer und Gloster 2013).

10.3.7 Tagebücher

Studien weisen darauf hin, dass Patienten mit einer Panikstörung zu retrospektiven Verzerrungen tendieren, wenn sie in Fragebögen oder Interviews zu ihren Symptomen befragt werden (Margraf et al. 1987). Dieser Verzerrung kann entgegengewirkt werden, indem die Symptome mit Hilfe eines Tagebuchs unmittelbar nach einer Panikattacke in ihrer natürlichen Umgebung erfasst werden. Mit Symptomtagebüchern wird erhoben, in welchen Situationen Panikattacken auftreten und wie intensiv und lange die Symptome erlebt wurden. Dadurch können dem Patienten Zusammenhänge zwischen Antezedenzbedingungen und Symptomen sowie Therapiefortschritte verdeutlicht werden (Piasecki et al. 2007). Bei agoraphobischer Vermeidung empfiehlt es sich, zusätzlich ein Aktivitätstagebuch zu führen (Hoyer et al. 2009). Ein bewährtes standardisiertes Tagebuch ist das Marburger Angsttagebuch (Margraf und Schneider 1990), welches die Merkmale des Angstanfalls und der Situation erfasst.

10.3.8 Computergestützte Diagnostik

Verschiedene Instrumente zur Diagnostik von Panikstörungen und Agoraphobie liegen auch in elektronischer Form vor (Beispielsweise der AKV; Ehlers und Margraf 2001, erhältlich unter www.testzentrale.ch). Auch wenn computerisierte Verfahren zurzeit vor allem in der Forschung Anwendung finden und das direkte diagnostische Gespräch nicht ersetzen können, bieten sie für die klinisch-psychologische Diagnostik ein großes Potenzial: Sie stellen eine zeiteffiziente, bei Patienten gut akzeptierte Methode dar und können die Routinebelastung des Therapeuten vermindern. Zudem ist eine automatische Auswertung der Daten mit Hilfe von Abbildungen und eine integrative Interpretation von verschiedenen Tests möglich (Shiffman et al. 2008; Wilhelm und Pfaltz 2009).

Um Tagebucheinträge einer Panikattacke möglichst zeitnah zu erfassen, sind *elektronische Tagebücher* auf transportablen Systemen oder Smartphones besonders geeignet. Elektronische Tagebücher gehören zum Ecological Momentary Assessment (EMA, Stone und Shiffman 1994), welches sich durch eine ereignis- oder zeitkontingente Datenerhebung auszeichnet (Helbig et al. 2009). Es können sowohl die Häufigkeit, Schwere und Dauer der Attacken als auch die auslösenden Umstände und die angewandten Copingstrategien erfasst werden. Dabei kann der Zeitpunkt und die Dauer des Eintrages gespeichert werden, was dem nachträglichen Schreiben von Einträgen entgegenwirkt (Piasecki et al. 2007; Wilhelm und Perrez 2008). Zudem gibt es die Möglichkeit von hierarchisch strukturierten Fragen: Wenn eine Antwort, beispielsweise die momentane Angst, einen bestimmten Cut-off-Wert überschreitet, werden automatisch weitere Fragen präsentiert, um die Symptome einer Panikattacke zu erfassen (Wilhelm und Pfaltz 2009). EMA verfügt über eine hohe ökologische Validität und eine gute Akzeptanz sowie Compliance und eignet sich für den Einsatz in der klinisch-psychologischen Diagnostik (Helbig et al. 2009).

10.4 Fazit und Perspektiven

Die Diagnostik von Panikstörungen und Agoraphobie stützt sich in erster Linie auf bewährte Instrumente, die schon länger Anwendung finden. Neuerungen finden sich vor allem auf formaler Ebene: Die Diagnostik erfolgt zunehmend mit Hilfe von Computern und wird mobiler. Diese neuen Formen der Diagnostik müssten allerdings noch weiter entwickelt und erforscht werden, damit sie in der Praxis verbreitet Anwendung finden. Zurzeit werden sie vor allem in der Forschung verwendet, obwohl sie auch für die Praxis großes Potenzial haben.

Literatur

Alpers GW, Gerlach AL, Heinrichs N (2011) Evidenzbasierte Psychotherapie der Panikstörung mit und ohne Agoraphobie. Überblick zur S1-Leitlinie der Deutschen Gesellschaft für Psychologie. Psychotherapeut 56:535–548.

Bandelow B (1995) Assessing the efficacy of treatments for panic disorder and agoraphobia: II. The Panic and Agoraphobia Scale. Int Clin Psychopharmacol 10:73–81.

Bandelow B (2003) Panik- und Agoraphobieskala (PAS). In: Hoyer J, Margraf J (Hrsg.) Angstdiagnostik: Grundlagen und Testverfahren. Berlin, Heidelberg: Springer. S. 202–204.

Ehlers A, Margraf J (2001) Fragebogen zu körperbezogenen Ängsten, Kognitionen und Vermeidung (AKV) (2. Aufl.). Göttingen: Beltz-Test.

Gloster AT, Klotsche J, Chaker S, Hummel KV, Hoyer J (2011) Assessing psychological flexibility: What does it add above and beyond existing constructs? Psychol Assess 23:970–982.

Goodwin RD, Raravelli C, Rosi S, Cosci F, Truglia E, de Graaf R, Wittchen H-U (2005) The epidemiology of panic disorder and agoraphobia in Europe. Eur Neuropsychopharmacol 15:435–443.

Gräfe K, Zipfel S, Herzog W, Löwe B (2004) Screening psychischer Störungen mit dem »Gesundheitsfragebogen für Patienten (PHQ-D)«. Diagnostica 50:171–181.

Hank G, Hahlweg K, Klann N (1990) Diagnostische Verfahren für Berater. Materialien zur Diagnostik und Therapie in Ehe-, Familien- und Lebensberatung. Weinheim: Beltz.

Hayes SC, Strosahl K, Wilson KG (1999) Acceptance and commitment therapy: An experiential approach to behavior change. New York: Guilford Press.

Hayward C, Killen JD, Kraemer HC, Taylor CB (2000) Predictors of panic attacks in adolescents. J Am Acad Child Adolesc Psychiatry 39:207–214.

Heinrichs N (2003) Angstfragebogen (FQ). In: Hoyer J, Margraf J (Hrsg.) Angstdiagnostik: Grundlagen und Testverfahren. Berlin, Heidelberg: Springer. S. 105–108.

Heinrichs N, Alpers GW, Gerlach AL (2009) Evidenzbasierte Leitlinie zur Psychotherapie der Panikstörung und Agoraphobie. Göttingen: Hogrefe.

Helbig S, Lang T, Swendsen J, Hoyer J, Wittchen H-U (2009) Implementierung, Akzeptanz und Informationsgehalt einer Ecological Momentary Assessment (EMA)-Ansatzes bei Patienten mit Panikstörung und Agoraphobie. Z Klin Psychol Psychother 38:108–117.

Hoyer J, Gloster AT (2013) Psychologische Flexibilität messen: Der Fragebogen zu Akzeptanz und Handeln II. Verhaltenstherapie 23:42–44.

Hoyer J, Schneider S, Margraf J (2009) Fragebogen, Ratingskalen und Tagebücher für die verhaltenstherapeutische Praxis. In: Margraf J, Schneider S (Hrsg.)

Lehrbuch der Verhaltenstherapie: Band 1: Grundlagen, Diagnostik, Verfahren, Rahmenbedingungen. Berlin, Heidelberg: Springer. S. 377–390.

In-Albon T, Margraf J (2011) Panik und Agoraphobie. In: Wittchen H-U, Hoyer J (Hrsg.) Klinische Psychologie und Psychotherapie. Berlin, Heidelberg: Springer. S. 915–935.

Jacobi F, Sommer S (2003) Fragebogen zu körperbezogenen Ängsten, Kognitionen und Vermeidung (AKV). In: Hoyer J, Margraf J (Hrsg.) Angstdiagnostik: Grundlagen und Testverfahren. Berlin, Heidelberg: Springer. S. 186–189.

Kemper C J, Ziegler M, Taylor S (2009) Überprüfung der psychometrischen Qualität der deutschen Version des Angstsensitivitätsindex-3. Diagnostica 55:223–233.

Kessler RC, Chiu WT, Jin R, Ruscio AM, Shear K, Walters EE (2006) The epidemiology of panic attacks, panic disorder, and agoraphobia in the National Comorbidity Survey Replication. Arch Gen Psychiatry 63:415–424.

Löwe B, Gräfe K, Zipfel S, Spitzer RL, Herrmann-Lingen C, Witte S, Herzog W (2003) Detecting panic disorder in medical and psychosomatic outpatients. Comparative validation of the Hospital Anxiety and Depression Scale, the Patient Health Questionnaire, a screening question, and physicians' diagnosis. J Psychosom Res 55:515–519.

Löwe B, Spitzer RL, Zipfel S, Herzog W (2001) Gesundheitsfragebogen für Patienten (PHQ-D). Komplettversion mit Kurzform. Testmappe mit Manual, Fragebögen, Schablonen. Karlsruhe: Pfizer.

Margraf J (1994) Mini-DIPS. Diagnostisches Kurz-Interview bei psychischen Störungen. Berlin, Heidelberg: Springer.

Margraf J, Ehlers A (2007) Das Beck Angst-Inventar (BAI) – Manual. Frankfurt/Main: Harcourt Test Services.

Margraf J, Schneider S (1990) Panik. Angstanfälle und ihre Behandlung (2. Aufl.). Berlin: Springer.

Margraf J, Taylor B, Ehlers A, Roth WT, Agras WS (1987) Panic attacks in the natural environment. J Nerv Ment Dis 175:558–565.

Möbius J, Margraf J (2003) Beck-Angstinventar (BAI). In: Hoyer J, Margraf J (Hrsg.) Angstdiagnostik: Grundlagen und Testverfahren. Berlin, Heidelberg: Springer. S. 117–120.

Piasecki TM, Hufford MR, Solhan M, Trull TJ (2007) Assessing clients in their natural environments with electronic diaries: rationale, benefits, limitations, and barriers. Psychol Assess 19:25–43.

Reiss S, McNally RJ (1985) The expectancy model of fear. In: Reiss S, Bootzin RR (Eds.) Theoretical Issues in Behavior Therapy. New York: Academic Press. pp. 107–121.

Sartory G (2003) Physiologische Masse der Angst und Vermeidung. In: Hoyer J, Margraf J (Hrsg.) Angstdiagnostik: Grundlagen und Testverfahren. Berlin, Heidelberg: Springer. S. 55–75.

Schneider S, Margraf J (2006) Diagnostisches Interview bei psychischen Störungen (DIPS für DSM-IV). Berlin, Heidelberg: Springer.

Shiffman S, Stone AA, Hufford MR (2008) Ecological momentary assessment. Annu Rev Clin Psychol 4:1–32.

Stone AA, Shiffman S (1994) Ecological Momentary Assessment (EMA) in behavioral medicine. Ann Behav Med 16:199–202.

Wilhelm P, Perrez M (2008) Ambulantes Assessment in der Klinischen Psychologie und Psychiatrie. Z Psychiatr Psychol Psychother 56:169–179.

Wilhelm FH, Pfaltz MC (2009) Computergestützte Diagnostik und neue Medien. In: Margraf J, Schneider S (Hrsg.) Lehrbuch der Verhaltenstherapie: Band 1: Grundlagen, Diagnostik, Verfahren, Rahmenbedingungen. Berlin, Heidelberg: Springer. S. 409–432.

Wittchen HU, Pfister H (1997) DIA-X – Diagnostisches Expertensystem für ICD-10 und DSM-IV. Amsterdam: Swets & Zeitlinger.

Wittchen HU, Wunderlich U, Gruschwitz S, Zaudig M (1997) Strukturiertes klinisches Interview für DSM-IV, Achse I (SKID-I). Göttingen: Hogrefe.

11 Diagnostik bei Generalisierter Angststörung

Jürgen Hoyer und Andre Pittig

11.1 Einleitung

Die Generalisierte Angststörung (GAS) ist eine häufige Angststörung (Hoyer et al. 2003), bei der übderzogene Sorgen bzw. Erwartungsängste in verschiedenen Lebensbereichen im Vordergrund stehen (z. B. Gesundheit von Angehörigen, berufliche Leistungen, diffuse Zukunftsängste). Die Besorgnis ist exzessiv, aber nicht notwendigerweise unrealistisch; sie ist kein unmittelbarer Ausdruck ernster akuter Probleme, sondern eine mehrere Monate überdauernde und dadurch unangemessene/»überzogene« Reaktionsform, deren Inhalte variieren können (vgl. Hoyer und Heidrich 2009). Begleitet werden die Sorgen von hoher Anspannung und unterschiedlichen körperlichen Symptomen. Vor allem klagen Patienten über Schlafschwierigkeiten, Ruhelosigkeit, Muskelverspannungen, Nervosität und erhöhte Reizbarkeit. Durch verschiedene Kontrollstrategien wird typischerweise versucht, die Sorgen zurückzudrängen oder zu unterdrücken, was langfristig allerdings eher zu einer Aufrechterhaltung beiträgt (Beesdo-Baum et al. 2012).

Das Störungsbild der GAS ist nicht durch ein auffälliges und gut operationalisiertes Merkmal (wie das Paniksyndrom der Panikstörung) gekennzeichnet. Die meisten der Symptome, einschließlich des Leitsymptoms der *Sorgen*, sind unspezifisch, da sie bei verschiedenen Störungen auftreten können (Becker und Hoyer 2005). Die GAS wird daher oft nicht erkannt und Patienten verbleiben ohne effektive Behandlung (Wittchen et al. 2002), was aufgrund der starken Beeinträchtigung, des meist chronischen Verlaufs und sich häufig entwickelnder komorbider Störungen problematisch ist (Becker und Hoyer 2005). Das Erkennen der

Störung und ihre differenzialdiagnostische Abgrenzung werden damit zu einer wichtigen Herausforderung.

11.2 Besonderheiten der Diagnostik bei der Generalisierten Angststörung

Die Diagnose der GAS erwies sich als weniger reliabel als die anderer Angststörungen. Die Übereinstimmung zwischen nach DSM und ICD vergebenen Diagnosen ist mit 41 % äußerst gering (Slade und Andrews 2001). Besonders als komorbide Störung zu anderen Angststörungen kann die GAS übersehen werden. Selbst nach Remission der primären Angststörung würden Patienten weiterhin unter Unruhe leiden oder berichten, sie machten sich »zu viele Gedanken«. Wird eine komorbide GAS jedoch bereits bei Behandlungsbeginn erkannt, so kann der Therapeut schon bei der Behandlung der primären Angststörung typische mit der GAS assoziierte Unsicherheiten und Schwierigkeiten in die Fallkonzeption integrieren.

Für differenzialdiagnostische Abklärungen sollten die Sorgen als das Kardinalsyndrom der GAS genaueste Beachtung finden. Typische Sorgenthemen betreffen die Gesundheit nahestehender Personen, die Zukunft, Arbeit, Schule und Ausbildung, zwischenmenschliche Beziehungen oder auch ganz alltägliche Angelegenheiten. Diese Themen und Inhalte sind zwar nicht spezifisch für GAS, aber die Dauer und Intensität der Sorgen sowie ihre subjektive Unkontrollierbarkeit sind ausgeprägter als bei Gesunden oder Patienten mit anderen psychischen Störungen. Auch ist die direkte Beeinträchtigung durch die Sorgen und die Anzahl der assoziierten Symptome größer.

Im Vergleich zur Zwangsstörung werden die Inhalte wiederkehrender Gedanken bei der GAS häufiger als ich-synton erlebt (z. B. »Sorge ist Vorsorge!«). Die für die Zwangsstörung typischen intrusiven Themen, wie z. B. Kontamination, aggressive Impulse oder sexuelle Vorstellungen, fehlen. Besonders schwierig bleibt die Abgrenzung zwischen GAS und

Major Depression, da sich neben den wiederkehrenden Gedanken auch die assoziierten Symptome (z. B. Konzentrationsschwierigkeiten, Schlafstörungen) stark überschneiden. Differenzialdiagnostisch ist hierbei bedeutsam, dass das für die Depression typische Grübeln mehr auf die Vergangenheit gerichtet ist, die Sorgen hingegen eher auf zukünftige Ereignisse. Ferner sind die Gedanken bei der Depression eher negativ, absolut und kreisen um die Themen Verlust und Versagen (z. B. »Ich bin wertlos«), bei der GAS hingegen eher auf Gefahr und Bedrohung ausgerichtet (z. B. »Es könnte etwas Schreckliches passieren«) (vgl. Hoyer und Plag 2013).

Eine multimethodale Diagnostik, die neben klinischen Informationen auch Expertenratings, strukturierte Interviews, Verhaltensbeobachtungen und (normierte) Fragebogenverfahren einbezieht, erscheint bei der GAS angesichts der genannten diagnostischen Herausforderungen besonders notwendig.

11.3 Verfahren

Im Folgenden stellen wir eine Auswahl der gebräuchlichsten Verfahren vor; für weitere Verfahren siehe Hoyer und Margraf (2003).

11.3.1 Interview- und Fremdbeurteilungsverfahren

Es gibt keine spezifischen diagnostischen Interviewverfahren für die GAS. Eine Sektion »Generalisierte Angststörung« findet sich aber in allen in Deutschland verbreiteten strukturierten oder standardisierten Interviews (▶ Kap. 2).

Als ein Fremdratingverfahren wird die *Hamilton Angstskala* (HAMA; Hamilton 1959) in Studien zur GAS regelhaft zur Beurteilung des Therapieverlaufs, insbesondere bei medikamentöser Therapie, eingesetzt. Hierbei werden 14 Symptomgruppen hinsichtlich ihrer Ausprägung auf einer fünfstufigen Skala bewertet, wobei psychische und somatische Symptome getrennt erfasst werden. Dabei wird lediglich der Schweregrad der Angststörung bestimmt; zur differenzialdiagnostischen Zwecken ist die HAMA nicht geeignet.

Obwohl sich die Skala als Standard etabliert hat, erfasst sie die Sorgen als *derzeitiges* Kernkriterium der GAS nicht. Validitätsuntersuchungen ergaben zudem eine mangelhafte Abgrenzung gegenüber depressiven Störungen und die Interraterreliabilität ($r = .74$) weist auf eine ungenügende Operationalisierung der Items hin. Insgesamt wird ihr Einsatz deshalb kritisch bewertet (vgl. Koerner et al. 2010).

11.3.2 Screeningverfahren

Der *Generalized Anxiety Disorder Screener* (GAD-7) gehört ebenso wie der PHQ-2 zur Instrumentengruppe des *Gesundheitsfragebogens für Patienten* (*Patient Health Questionnaire*, PHQ; Löwe et al. 2002) und wurde für die Identifikation von Personen mit einer GAS sowie zur Erfassung des Symptomschweregrades entwickelt (Spitzer et al. 2006; Löwe et al. 2008). Die sieben Items beziehen sich auf die bedeutendsten diagnostischen Merkmale für eine GAS nach den DSM-IV-Kriterien A, B und C. Erfragt wird auf einer vierstufigen Skala, wie oft innerhalb der vergangenen zwei Wochen jedes der Symptome einer GAS erlebt wurde. Der Summenwert des GAD-7 kann damit zwischen 0 und 21 Punkten liegen, wobei Werte von ≥ 5 für eine leichte, ≥ 10 für eine mäßige und ≥ 15 für eine schwere Symptomatik stehen.

Der Fragebogen ist an über 5.000 Probanden validiert und normiert worden und online inklusive Auswertungsbeschreibung frei verfügbar.[3] Zusammen mit der Ökonomie und der sehr guten Handhabbarkeit des Fragebogens erscheint er für den Einsatz in der Routinepraxis sehr gut geeignet.

---

3 http://www.uke.de/kliniken-institute/institute/institut-und-poliklinik-für-psy¬chosomatische-medizin-undpsychotherapie/forschung/arbeitsgruppen/ag_psy¬chometrie-und-instrumentenentwicklung.html (Zugriff am 13.06.2016).

11.3.3 Selbstbeurteilungsverfahren

Der *Penn State Worry Questionnaire* (PSWQ; Meyer et al. 1990; dt.: Stöber 1995) zielt auf die Quantifizierung pathologischer Besorgnis, insbesondere im Rahmen der GAS, aber auch bei Schlafstörungen und Depressionen. Pathologische Besorgnis wird dabei als *chronisch, exzessiv und unkontrollierbar* definiert. Der PSWQ enthält 16 Items, die hinsichtlich ihres Zutreffens auf einer fünfstufigen Skala von »überhaupt nicht typisch für mich« bis »äußerst typisch für mich« eingeschätzt werden. Pathologische Besorgnis wird dabei über einen Gesamtscore (16–80) als eindimensionales Konstrukt aufgefasst.

Der PSWQ wies sowohl in klinischen als auch subklinischen Populationen eine gute interne Konsistenz auf, die Eindimensionalität des Konstrukts (Sorgenneigung) konnte in späteren Faktorenanalysen nicht konsistent bestätigt werden (Stöber 1995), insgesamt sprechen jedoch mehr Argumente für als gegen die Richtigkeit der eindimensionalen Skalierung (Brown 2003). Für die deutsche Version des PSWQ liegen derzeit noch keine Normen vor. Zahlreiche Studien nennen Cut-off-Werte, die den klinisch relevanten Wertebereich markieren sollen. Die angegebenen Werte variieren aber relativ stark (zwischen 45 und 65), was die Stichprobenabhängigkeit der ermittelten Cut-off-Werte unterstreicht (Behar et al. 2003). Die Änderungssensitivität des PSWQ, und damit seine Eignung für die Therapieverlaufsmessung, erscheint eingeschränkt (Hoyer et al. 2009). Jedoch gibt es eine Form, die sich auf die Besorgnis *in den letzten sieben Tagen* bezieht und daher für die Veränderungsmessung in der Therapie besser geeignet ist (Stöber und Bittencourt 1998). Insgesamt kann der PSWQ als reliabler und valider Fragebogen zur Erfassung pathologischer Sorgen gelten, der inzwischen weltweit als Standardinstrument in Forschung und Diagnostik genutzt wird.

Für den Kinder-/Jugendlichen-Bereich liegen vereinfachte Versionen des PSWQ vor (PSWQ-C; Chorpita et al. 1997). Eine gekürzte 11-Item-Version des PSWQ-C enthält keine umzupolenden, negativ formulierten Items und zeigte in einer groß angelegten Studie die besten psychometrischen Kennwerte (Muris et al. 2001). Da dieser kurze Fragebogen in Deutschland unseres Wissens nicht in einer allgemein zugänglichen Fassung vorliegt, ist er nachfolgend abgedruckt.

Für Kinder adaptierter Penn State Worry Questionnaire (PSWQ-C)

Chorpita et al. (1997), in der von Muris et al. (2001) vorgeschlagenen 11-Item-Fassung (deutsche Übersetzung durch die Autoren)

PSWQ für Kinder

In diesem Fragebogen geht es um Sorgen. Sorgen machst du dir, wenn du vor etwas Angst hast und viel darüber nachdenkst. Manchmal sorgen sich Leute über die Schule, ihre Familie, ihre Gesundheit, Dinge, die in der Zukunft passieren, oder andere Sachen.

Kreise für jeden Satz, den du liest, die Antwort ein, die am besten beschreibt, wie gut der Satz auf dich zutrifft (1 = „überhaupt nicht typisch für mich" bis 5 = „äußerst typisch für mich").

	„überhaupt nicht"				„äußerst"
1. Meine Sorgen stören mich wirklich.	1	2	3	4	5
2. Viele Dinge bereiten mir Sorgen.	1	2	3	4	5
3. Ich weiß, ich sollte mir keine Sorgen machen, aber ich kann nicht anders.	1	2	3	4	5
4. Wenn ich unter Druck stehe, mache ich mir viele Sorgen.	1	2	3	4	5
5. Ich mache mir immer über irgendetwas Sorgen.	1	2	3	4	5
6. Wenn ich eine Sache beendet habe, beginne ich, mir über alles andere Sorgen zu machen.	1	2	3	4	5
7. Ich habe mir schon mein ganzes Leben lang Sorgen gemacht.	1	2	3	4	5
8. Ich bemerke, dass ich mir über Dinge Sorgen gemacht habe.	1	2	3	4	5
9. Sobald ich mir Sorgen mache, kann ich nicht mehr aufhören.	1	2	3	4	5
10. Ich mache mir die ganze Zeit Sorgen.	1	2	3	4	5
11. Ich sorge mich über Dinge, bis sie beendet sind.	1	2	3	4	5

Den Fragebogen können Sie als PDF-Datei kostenfrei im Online-Shop des Kohlhammer Verlags (www.kohlhammer.de) von der Bestellseite des Buchs herunterladen.[4]

Im Gegensatz zum PSWQ wurde der *Worry Domains Questionnaire* (WDQ; Tallis et al. 1992) zur Erfassung des Ausmaßes nichtpathologischer Sorgen entwickelt. In Clusteranalysen konnten fünf Bereiche allgemeiner Besorgnis identifiziert werden, die den Subskalen des WDQ entsprechen: Beziehung, Mangel an Zuversicht, Zukunft, Arbeit und finanzielle Angelegenheiten. Diese Subskalen sind mit je 5 Aussagen repräsentiert (z. B. »Ich mache mir Sorgen, dass ich meine Ziele nie erreichen werde.«). Durch die Bildung eines Gesamtsummenwerts ist die Auswertung des Verfahrens sehr einfach. Die Auswertung auf Subskalenebene gibt Hinweise auf spezifische Sorgenbereiche. Normwerte liegen allerdings noch nicht vor. Es existiert auch eine deutschsprachige Kurzform des WDQ mit 10 Items (Stöber und Joormann 2001). Von einem Einsatz des WDQ in klinischen Stichproben wird weitgehend abgeraten, da hohe Werte teilweise ein Ausdruck problemorientierten Copings sein können und daher schwer interpretierbar sind.

Dysfunktionale Annahmen über die Sorgen (und ihre negativen Konsequenzen) sind ein wesentliches Merkmal *pathologischer* Besorgnis, wie sie im Rahmen der GAS auftritt. In der Konzeption der GAS von Wells (2011) sind es diese negativen (sowie bestimmte, dysfunktionale positive) »Meta-Kognitionen« über die Sorgen selbst, die im Rahmen der (kognitiven) Therapie umstrukturiert werden müssen.

Der *Metakognitionsfragebogen* (MKF; Cartwright-Hatton und Wells 1997) erfasst Gedanken und Einstellungen zum Sorgen auf den Skalen: Unkontrollierbarkeit und Gefährlichkeit des Sorgens, positive Überzeugungen über Sorgen, Vertrauen in das Gedächtnis, kognitive Selbstaufmerksamkeit und Bedürfnis nach Kontrolle. Für den Einsatz in der klinischen Praxis empfiehlt sich die 30-Item-Kurzform des Fragebogens

---

4 Wichtiger urheberrechtlicher Hinweis: Alle zusätzlichen Materialien, die im Download-Bereich zur Verfügung gestellt werden, sind urheberrechtlich geschützt. Ihre Verwendung ist nur zum persönlichen und nichtgewerblichen Gebrauch erlaubt. Jede Verwendung außerhalb der engen Grenzen des Urheberrechts ist ohne Zustimmung des Verlags unzulässig und strafbar. Das gilt insbesondere für Vervielfältigungen, Übersetzungen, Mikroverfilmungen und für die Einspeicherung und Verarbeitung in elektronischen Systemen.

(Wells und Cartwright-Hatton 2004), dessen deutsche, in Wells (2011) komplett abgedruckte Version gründlich psychometrisch untersucht wurde (Arndt et al. 2011). Aus Sicht der meta-kognitiven Theorie sind insbesondere die Items der Skala »Unkontrollierbarkeit und Gefährlichkeit des Sorgens« für das klinische Verständnis der GAS relevant (Beispielitem: »Es ist gefährlich für mich, wenn ich mir Sorgen mache«).

Ebenso wie der MKF ist der *Meta-Sorgen-Fragebogen (Meta-Worry-Questionnaire;* MWQ) in Wells (2011) abgedruckt (englisches Original: Wells 2005). Die 7 vierstufigen Items messen die sich möglicherweise einstellenden »Meta-Sorgen«, also das *Sorgen über das Sich-Sorgen selbst.* Daher werden die Items eingeleitet von dem Satz: »Wenn ich mir Sorgen mache, denke ich:«, gefolgt von Aussagen wie: »Ich werde noch verrückt vor Sorgen«. Zusätzlich zum Gesamtsummenwert der Meta-Sorgen wird auch für jedes Item der Grad der Überzeugtheit von der Meta-Sorge erhoben (»Bitte geben Sie an, wie stark Sie an den Gedanken glauben.«).

Nach der meta-kognitiven Theorie sollte es im Rahmen der Psychotherapie nicht unbedingt darum gehen, die Häufigkeit von Sorgen zu reduzieren, da diese oft alltäglicher Natur und nicht immer klinisch relevant sind. Außerdem ist das Aufkommen von Sorgen nur sehr bedingt kontrollierbar; ob sich Sorgen aber ausbreiten, hängt wesentlich von der unmittelbaren Reaktion auf die Sorgen ab, wie durch den MWQ erfasst. Psychometrisch liegen zum MWQ, abgesehen von Wells (2005), wenige Informationen vor, zur deutschen Version gar keine. Der Fragebogen ist augenscheinvalide, einfach und kurz und in dem intendierten Inhaltsbereich der einzige, sodass seine Anwendung zu klinischen Zwecken empfehlenswert erscheint.

11.4 Fazit und Perspektiven

Reliable diagnostische Ergebnisse sind bei der kategorialen Diagnostik der GAS schwieriger als bei anderen Angststörungen zu erzielen. Eine Mehrebenendiagnostik der Angststörungen, die Verlauf, Prozess und Erfolg mit geeigneten störungsspezifischen Verfahren diagnostisch erfasst (vgl. Knappe und Hoyer 2014), ist somit bei der GAS besonders empfehlenswert. Neben den klinischen Interviews können spezifisch bei der GAS ökonomisch einsetzbare und gut validierte Screening- und Fragebogenverfahren empfohlen werden.

Eine diagnostische Perspektive für die Zukunft ergibt sich unseres Erachtens daraus, dass die GAS derzeit noch die einzige Angststörung ist, bei der das störungstypische Vermeidungsverhalten nicht als Teil der diagnostischen Kriterien definiert wird. Dennoch zeigen Patienten mit GAS charakteristische Vermeidungssymptome, die im Falle erfolgreich durchgeführter Verhaltenstherapie parallel mit der Angstsymptomatik zurückgehen (Beesdo-Baum et al. 2012). Die Erfassung solcher Vermeidungssymptome sollte in Zukunft verbessert werden.

Literatur

Arndt A, Patzelt J, Andor T, Hoyer J, Gerlach A (2011) Psychometrische Gütekriterien des Metakognitionsfragebogens (Kurzversion, MKF-30). Z Klin Psychol Psychother 40:107–114.

Becker ES, Hoyer J (2005) Generalisierte Angststörung. Göttingen: Hogrefe.

Beesdo-Baum K, Jenjahn E, Höfler M, Lueken U, Becker ES, Hoyer J (2012) Avoidance, safety behaviour, and reassurance seeking in generalized anxiety disorder. Depress Anxiety 29:948–957.

Behar E, Alcaine O, Zuellig AR, Borkovec TD (2003) Screening for generalized anxiety disorder using the Penn State Worry Questionnaire: A receiver operating characteristics analysis. J Behav Ther Exp Psychiatry 34:25–43.

Brown TA (2003) Confirmatory factor analysis of the Penn State Worry Questionnaire: Multiple factors or method effects? Behav Res Ther 41:1411–1426.

Cartwright-Hatton S, Wells A (1997) Beliefs about worry and intrusions: The Meta-Cognitions Questionnaire and its correlates. J Anxiety Disord 11:279–296.

Chorpita BF, Tracey SA, Brown TA, Collica TJ, Barlow DH (1997) Assessment of worry in children and adolescents: An adaptation of the Penn State Worry Questionnaire. Behav Res Ther 35:569–581.

Hamilton M (1959) The assessment of anxiety states by rating. Br J Med Psychol 32:50–55.

Hoyer J, Beesdo K, Becker ES, Wittchen H-U (2003) Epidemiologie und nosologischer Status der Generalisierten Angststörung. Z Klin Psychol Psychother 32:267–275.

Hoyer J, Margraf J (Hrsg.) (2003) Angstdiagnostik: Grundlagen und Testverfahren. Berlin, Heidelberg: Springer.

Hoyer J, Beesdo K, Gloster AT, Runge J, Höfler M, Becker ES (2009) Worry exposure versus applied relaxation in the treatment of generalized anxiety disorder. Psychother Psychosom 78:106–115.

Hoyer J, Heidrich S (2009) Wann sind Sorgen pathologisch? Verhaltenstherapie 19:33–39.

Hoyer J, Plag J (2013) Generalisierte Angststörung. Psychiatr Psychother up2date 7:89–104.

Knappe S, Hoyer J (2014) Clinical assessment of anxiety disorders. In: Emmelkamp P, Ehring T (Eds.) The Wiley Handbook of Anxiety Disorders, Vol. II: Clinical Assessment and Treatment. Chichester: Wiley. pp. 645–692.

Koerner N, Antony MM, Dugas MJ (2010) Limitations of the Hamilton Anxiety Rating Scale as a primary outcome measure in randomized, controlled trials of treatments for generalized anxiety disorder. Am J Psychiatry 167:103–104.

Löwe B, Spitzer RL, Zipfel S, Herzog W (2002) Gesundheitsfragebogen für Patienten (PHQ D). Karlsruhe: Pfizer.

Löwe B, Decker O, Müller S, Brähler E, Schellberg D, Herzog W, Herzberg PY (2008) Validation and standardization of the Generalized Anxiety Disorder Screener (GAD-7) in the general population. Med Care 46:266–274.

Meyer TJ, Miller ML, Metzger RL, Borkovec TD (1990) Development and validation of the Penn State Worry Questionnaire. Behav Res Ther 28:487–495.

Muris P, Meesters C, Gobel M (2001) Reliability, validity, and normative data of the Penn State Worry Questionnaire in 8-12-yr-old children. J Behav Ther Exp Psychiatry 32:63–72.

Slade T, Andrews G (2001) DSM-IV and ICD-10 generalized anxiety disorder: discrepant diagnoses and associated disability. Soc Psychiatry Psychiatr Epidemiol 36:45–51.

Spitzer RL, Kroenke K, Williams JBW, Löwe B (2006) A brief measure for assessing generalized anxiety disorder - The GAD-7. Arch Intern Med 166:1092–1097.

Stöber J (1995) Besorgnis: Ein Vergleich dreier Inventare zur Erfassung allgemeiner Sorgen. Z Diff Diagn Psychol 16:50–63.

Stöber J, Bittencourt J (1998) Weekly assessment of worry: An adaptation of the Penn State Worry Questionnaire for monitoring changes during treatment. Behav Res Ther 36:645–656.

Stöber J, Joormann J (2001) A short form of the Worry Domains Questionnaire: Construction and factorial validation. Pers Individ Dif 31:591–598.

Tallis F, Eysenck M, Mathews A (1992) A questionnaire for the measurement of nonpathological worry. Pers Individ Dif 13:161–168.

Wells A, Cartwright-Hatton S (2004) A short form of the metacognitions questionnaire: Properties of the MCQ-30. Behav Res Ther 42:385–396.

Wells A (2005) The metacognitive model of GAD: Assessment of meta-worry and relationship with DSM-IV generalized anxiety disorder. Cognit Ther Res 29:107–121.

Wells A (2011) Metakognitive Therapie bei Angststörungen und Depression. Weinheim: Beltz.

Wittchen HU, Kessler RC, Beesdo K, Krause P, Höfler M, Hoyer J (2002) Generalized anxiety and depression in primary care: Prevalence, recognition and management. J Clin Psychiatry 63:24–34.

12 Diagnostik bei sozialen Angststörungen

Jihong Lin und Ulrich Stangier

12.1 Einleitung

Das zentrale Merkmal einer sozialen Angststörung ist die Befürchtung, dass eigenes Verhalten oder körperliche Symptome (Schwitzen, Zittern oder Erröten) von anderen Menschen wahrgenommen und negativ im Sinne von »peinlich«, »merkwürdig« oder »unfähig« bewertet werden. Diese Ängste können durch Leistungssituationen, bei denen das eigene Handeln einer Bewertung durch andere unterliegt (z. B. Vortrag halten), oder durch Interaktionssituationen, bei denen eine wechselseitige Kommunikation mit einer oder mehreren Personen stattfindet (Gespräche mit Fremden, Teilnahme an Diskussionsrunden), ausgelöst werden. Die Betroffenen vermeiden nach Möglichkeit solche Situationen oder stehen sie nur mit großer Angst durch. Die Folgen sind soziale Isolation, Partnerlosigkeit sowie möglicher sozialer Abstieg und Arbeitslosigkeit beispielsweise aufgrund von Vermeidung der Anforderungen im Beruf und Angst vor Bewerbungsgesprächen.

Das DSM-5 ersetzte den Subtyp der generalisierten sozialen Angststörung (DSM-IV), die durch Angst und Vermeidung »in den meisten sozialen Situationen« charakterisiert ist, durch die Spezifizierung einer sogenannten Leistungsangst, die ausschließlich die Angst vor öffentlichen Auftritten beschreibt. Weiterhin sind hier im Gegensatz zum DSM-IV und ICD-10 abgesehen von den übereinstimmenden Kerndefinitionen einige Kriterien verändert worden. Es wird nun für die Diagnosestellung eine Dauer der Symptomauftretung von mindestens 6 Monaten vorausgesetzt, wohingegen das Auftreten von spezifischen Symptomen (Erröten, Zittern, Angst zu erbrechen etc.) nicht mehr erforderlich ist. Zudem wird die

Einsicht der Betroffenen, dass sie Symptome übertrieben oder unvernünftig sind, nicht mehr gefordert, dieses Urteil unterliegt nun dem Kliniker. Die soziale Angststörung ist mit einer Einjahres-Prävalenz von 4–8 % die häufigste Angststörung und die dritthäufigste psychische Störung nach Depression und Substanzabhängigkeit in Deutschland (Wittchen und Fehm 2001). Trotz der Häufigkeit ihres Vorkommens wird sie oft nicht erkannt oder in ihrer Behandlungswürdigkeit unterschätzt. Eine unbehandelte soziale Angststörung verläuft meist chronisch und ist häufig die Ursache von weiteren komorbiden Störungen. In beiden Fällen wird die Prognose der Therapie verschlechtert. Eine ausführliche Diagnostik und eine frühzeitige Feststellung der Diagnose »Soziale Angststörung« ist daher von wichtiger Bedeutung.

12.2 Schwierigkeiten bei der Diagnostik

Trotz des häufigen Aufkommens wird eine soziale Angststörung oft zu spät oder gar nicht erkannt, dafür gibt es verschiedene Ursachen der Fehleinschätzung. In vielen Fällen wird der Stellenwert der Symptomatik unterschätzt.

Scham: Oftmals suchen sozialängstliche Patienten keine Hilfe auf, da sie ihre Angst als ein unveränderliches Persönlichkeitsmerkmal wahrnehmen. Sie neigen dazu, dem Therapeuten gegenüber ihre Symptome zu verschweigen, da sie diese als sehr peinlich wahrnehmen.

Abgrenzung gegenüber subklinischen sozialen Ängsten: Da soziale Ängste weit verbreitet sind und sozialängstliche Befürchtungen auch in der Normalbevölkerung alltäglich vorkommen, werden sie vom Diagnostiker oft als angemessen und nicht als pathologisch eingeschätzt. Auch der Betroffene nimmt aufgrund der intensiven Emotionen seine Angst nicht als übertrieben war.

Hohe Komorbidität: Bis zu 80 % aller Betroffenen leiden an einer weiteren psychischen Störung, insbesondere andere Angststörungen (56,9 %), affektive Störungen (41,4 %) und Substanzabhängigkeit (39,6 %) (Magee et al. 1996). Oft tritt die soziale Angststörung zuerst auf und die komorbide Störung entsteht als Folge der sozialängstlichen Probleme wie Rückzug und starke Angst und Vermeidung bei sozialen Kontakten. Viele Diagnostiker erkennen allerdings nur die komorbide Störung und vernachlässigen die soziale Angststörung.

Weitere Fehleinschätzungen der Diagnose entstehen aufgrund von *differenzialdiagnostischen* Schwierigkeiten. Es bestehen große symptomatische Gemeinsamkeiten zu anderen psychischen Störungen, sodass eine Differenzialdiagnose oftmals erschwert ist. In Tabelle 12.1 sind Gemeinsamkeiten und Unterschiede zu verschiedenen psychischen Störungen dargestellt.

Tab. 12.1: Differenzialdiagnosen der sozialen Angststörung (SA)

Differenzialdiagnose	Gemeinsamkeiten	Unterscheidung zur SA
depressive Störung	soziale Ängste, Rückzug und Vermeidung sozialer Situationen, negatives Selbstbild	allgemeiner Interessenverlust, Erwartung von Ablehnung ist stimmungsabhängig, eigene Selbstabwertung unabhängig durch andere (SA: Angst vor Blamage, Selbstwert abhängig durch Bewertung anderer)
Agoraphobie	Vermeidung von Situationen mit vielen Menschen	Vermeidung von Hilflosigkeit (SA: Angst vor Blamage und Abwertung)
Panikstörung	Erleben von und Angst vor Kontrollverlust über körperliche Symptome	Symptome (meist kardiovaskulär) sind nicht sichtbar, werden als vitale Bedrohung empfunden (SA: befürchtete Symptome sind sichtbar, soziale Bedrohung)

Tab. 12.1: Differenzialdiagnosen der sozialen Angststörung (SA) – Fortsetzung

Differenzialdiagnose	Gemeinsamkeiten	Unterscheidung zur SA
Generalisierte Angststörung	Sorgen über soziale Situationen	Befürchtung weiterer nichtsozialer, katastrophaler Ereignisse (SA: situationsgebundene Erwartung sozialer Abwertung)
Zwangsstörung	Schamgefühle, Vermeidung sozialer Situationen, Befürchtung, dass das eigene Verhalten unpassend ist	ich-dystoner Verlust der Handlungskontrolle, obszöne Inhalte (SA: ich-syntone Antizipation von Verletzung sozialer Verhaltensstandards)
körperdysmorphe Störung	Schamgefühle, Vermeidung sozialer Situationen	Befürchtung von Ablehnung wegen vermeintlich entstellten Aussehens (SA: Befürchtung von Ablehnung wegen peinlichen Verhaltens und sichtbarer Symptome)
schizophrene Störung	Vermeidung sozialer Situationen, Rückzug	Wahn, grundlegende kognitive Defizite, Anhedonie (SA: Befürchtungen sind übertrieben, aber nachvollziehbar und korrigierbar)

Die soziale Angststörung und die *ängstlich-vermeidende Persönlichkeitsstörung* ähneln sich hinsichtlich der psychosozialen Belastung, Art und Anzahl gefürchteter Situationen sowie typischer Kognitionen. Patienten mit ängstlich-vermeidender Persönlichkeitsstörung leiden noch stärker an Beeinträchtigungen im Alltag, deswegen wird die Achse-II-Störung in der Forschung als eine schwere Form der sozialen Angststörung diskutiert. Möglich ist auch die Einordnung der beiden Störungsbilder als unterschiedliche Ausprägungen eines Kontinuums, das sich von nicht-pathologischen Ängsten über die soziale Angststörung zur ängstlich-vermeidenden Persönlichkeitsstörung erstreckt (Tillfors et al. 2004).

Aufgrund der Schwierigkeiten in der Diagnosestellung ist eine gründliche Diagnostik mit einer gezielten Exploration sozialängstlicher Kognitionen und Befürchtungen sowie problematischer Situationen unerlässlich. Es gibt eine Reihe von diagnostischen Instrumenten, die speziell für die Diagnostik der sozialen Angststörung entwickelt wurde.

12.3 Verfahren

Zur Diagnosestellung sollte das *Strukturierte Klinische Interview für DSM* (SKID; ▶ Kap. 2) verwendet werden, das zum Zeitpunkt der Drucklegung dieses Buches noch nicht für die Kriterien des DSM-5 umgearbeitet war. Daneben sollten auch speziell für die Diagnose von sozialer Angststörung entwickelte Fragebögen zur Selbst- und Fremdeinschätzung eingesetzt werden, die den Fokus auf sozialphobische Befürchtungen, Angstsymptome sowie Vermeidungsverhalten legen. Generell empfiehlt es sich, eine ausführliche Diagnostik am Anfang zur Diagnosestellung, nach der Hälfte zur Einschätzung des Therapieverlaufs und am Ende einer Therapie zum Therapieerfolg durchzuführen.

Zur besseren Einschätzung der Symptomveränderung und der weiteren Therapieplanung können in regelmäßigen Abständen Checklisten eingesetzt werden, die gezielt relevante sozialängstliche Kognitionen, sozialängstliches Verhalten und automatische Gedanken abfragen.

Ein Überblick über die gängigsten Verfahren im deutschsprachigen Raum findet sich in Tabelle 12.2.

Tab. 12.2: Diagnostikinstrumente

Verfahren (Abk.)	Autoren (dt.)	Typ
Strukturiertes Klinisches Interview für DSM-IV (SKID-I und SKID-II)	Wittchen, Zaudig und Fydrich (1997)	Strukturiertes Interview
Liebowitz-Soziale-Angst-Skala (LSAS)	von Consbruch et al. (im Druck)	Fremdbeurteilungsinstrument
Soziale Phobie Inventar (SPIN)	von Consbruch et al. (im Druck)	Selbstbeurteilungsverfahren
Soziale Interaktions-Angst-Skala (SIAS)	von Consbruch et al. (im Druck)	
Soziale Phobie-Skala (SPS)	von Consbruch et al. (im Druck)	
Social Phobia and Anxiety Inventory (SPAI)	Fydrich (2002)	
Fragebogen zu sozialphobischen Kognitionen (SPK)	Stangier (2015)	Checklisten (kognitives Modell nach Clark und Wells 1995)
Fragebogen zu sozialphobischem Verhalten (SPV)	Stangier (2015)	
Fragebogen zu sozialphobischen Einstellungen (SPE)	Stangier (2015)	

12.3.1 Diagnostische Interviews

Mittels der gängigen strukturierten und standardisierten Interviews (▶ Kap. 2) lässt sich eine fundierte, ausführliche Diagnostik auch im Hinblick auf soziale Angststörung stellen (Lobbestael et al. 2011). Zusätzlich lassen sich mittels strukturierter Interviews (z. B. SKID-II, IPDE; ▶ Kap. 2 und ▶ Kap. 18) auch Persönlichkeitsstörungen, wie beispielsweise die ängstlich-vermeidende Persönlichkeitsstörung, diagnostizieren.

12.3.2 Fremdbeurteilungsverfahren

Die *Liebowitz-Soziale-Angst-Skala (LSAS)* (von Consbruch et al. im Druck) ist das international meist genutzte Fremdbeurteilungs-Instrument für soziale Angststörung. Es umfasst 24 soziale Situationen (11 Interaktionssituationen und 13 Leistungssituationen), die hinsichtlich des Ausmaßes der erlebten Angst und Vermeidung in der letzten Woche bewertet werden. Die Einschätzung erfolgt jeweils durch eine vierstufige Skala (0 = keine Angst/Vermeidung, 3 = starke Angst/Vermeidung). Es kann ein globaler Summenwert über alle Einschätzungen (Angst und Vermeidung in allen Situationen) gebildet werden. Die Bildung von vier Subskalen (Angst oder Vermeidung in Interaktionssituationen, Angst oder Vermeidung in Leistungssituationen) durch Summierung ist ebenfalls möglich. LSAS-Globalwerte über 30 weisen auf eine nichtgeneralisierte und LSAS-Globalwerte über 60 auf eine generalisierte soziale Angststörung hin.

12.3.3 Selbstbeurteilungsverfahren

Das *Soziale Phobie Inventar* (SPIN; von Consbruch et al. im Druck) eignet sich aufgrund seiner ökonomischen Form gut als Screeningsinstrument und kann zu Beginn der Therapie als Diagnostikinstrument sowie als Indikationsinstrument für störungsspezifische Therapiemaßnahmen eingesetzt werden. Aufgrund seiner Veränderungssensitivität eignet es sich auch sehr gut für die Evaluation und die Veränderungsmessung. Erfasst werden Angst in verschiedenen Situationen sowie Vermeidungsverhalten und begleitende physiologische Angstsymptome. Es besteht aus 17 Items, die jeweils auf einer fünfstufigen Skala (0 = überhaupt nicht belastet bis 4 = extrem belastet) eingeschätzt werden. Die Werte werden aufsummiert, der Cut-off-Wert liegt hier bei 25 Punkten.

Es existiert eine englischsprachige Kurzversion (3 Items), die sehr gute Sensitivität und Spezifität aufweist (Connor et al. 2000).

Die *Soziale Interaktions-Angst-Skala (SIAS) und Soziale Phobie-Skala (SPS)* (von Consbruch et al. im Druck) sind zwei Selbstbeurteilungsinstrumente zur Erfassung von Angst in Interaktionssituationen (SIAS) und

Leistungssituationen (SPS). Sie beinhalten Einschätzungen über Gedanken und Gefühle in den angstauslösenden Situationen, Vermeidungsverhalten wird allerdings nicht berücksichtigt. Sie wurden gemeinsam entwickelt und es empfiehlt sich, beide Skalen einander ergänzend anzuwenden. Die Skalen eignen sich zur Diagnosestellung sowie zur Therapieevaluation. Jede Skala besteht aus 20 Items, die auf einer fünfstufigen Skala (0 = überhaupt nicht bis 4 = sehr stark) eingeschätzt werden. Cut-off-Werte liegen bei 30 für SIAS und 20 für SPS.

Das *Social Phobia and Anxiety Inventory* (SPAI; Fydrich 2002) erfasst die Selbstbeurteilung von somatischen und kognitiven Symptomen sowie Verhalten, welche häufig bei einer sozialen Angststörung vorkommen. Es beinhaltet eine agoraphobische Subskala mit 13 Items, die hilfreich in der Differenzierung zwischen sozialphobischer und agoraphobischer Vermeidung ist. Das SPAI ist aufgrund seiner Länge aufwendiger in der Durchführung, eignet sich neben der Diagnosestellung aber sehr gut für die Einschätzung des Therapieverlaufs, da er sehr sensitiv gegenüber Veränderungen ist. Insgesamt werden 45 Items auf einer siebenstufigen Skala (1 = nie bis 7 = immer) bewertet. Bei vielen Items wird eine Bewertung für verschiedene Subgruppen (Fremde, Autoritätspersonen, Personen anderen Geschlechts, Menschen allgemein) oder einzelne Symptome (Erröten, Zittern, Schwitzen) einzeln abgegeben. Die Skala Soziale Angststörung kann einen Wert zwischen 0 und 192 annehmen, wobei der Cut-off-Wert bei 60 liegt. Die Skala für Agoraphobie kann maximal einen Wert von 78 erreichen.

Die englischsprachige Kurzversion (Roberson-Nay et al. 2007) beinhaltet 23 Items und ist bei guten psychometrischen Eigenschaften wesentlich ökonomischer in der Anwendung.

In einer größeren Meta-Analyse (Mayo-Wilson et al. 2014) zeigte sich, dass die kognitive Therapie nach Clark und Wells (deutsches Manual: Stangier et al. 2006) die effektivste Therapieform bei sozialer Angststörung ist. Für die Erfassung der zentralen Komponenten des kognitiven Modells wurden spezielle Instrumente erstellt, die für die Therapieplanung von großem Nutzen sind.

Der *Fragebogen zu sozialphobischem Verhalten/Sicherheitsverhalten* (SPV; Stangier 2015) ist ein Fragebogen bestehend aus 27 Items, die auf einer vierstufigen Skala (0 = nie bis 3 = immer) das Sicherheitsverhalten erfassen. Er kann zu Beginn der Therapie eingesetzt werden, um Sicherheitsverhalten zu identifizieren.

Im *Fragebogen zu sozialphobischen Einstellungen* (SPE; Stangier 2015) werden die konditionalen und unkonditionalen negativen Einstellungen gegenüber dem sozialen Selbst (»Ich darf keine Schwäche zeigen.«) erfasst. Der Fragebogen besteht auf 50 Items, die Antworten können auf einer siebenstufigen Skala (0 = totale Ablehnung bis 6 = totale Zustimmung) gegeben werden. Der Einsatz eignet sich zu Beginn der Therapie.

Der *Fragebogen zu sozialphobischen Kognitionen* (SPK; Stangier 2015) misst anhand von 22 Items die Häufigkeit negativer sozialer Kognitionen und das Ausmaß der Überzeugung des Patienten, dass diese wahr sind. Die Häufigkeit wird auf einer sechsstufigen Skala (1 = tritt nie auf bis 5 = tritt immer auf) angegeben, das Ausmaß an Überzeugung wird auf einer Skala von 0 bis 100 eingeschätzt. Dieser Fragebogen kann zu Beginn der Therapie eingesetzt werden, um negative Kognitionen zu identifizieren. Er ist zudem hilfreich, um die Veränderung der dysfunktionalen Kognitionen im Laufe der Therapie zu beobachten.

12.4 Fazit und Perspektiven

Die Diagnostik bei Verdacht einer sozialer Angststörung sollte sehr gründlich ausfallen, da eine Unterschätzung der Symptome zu Chronifizierung der Störung und weiteren schweren Folgen wie Komorbiditäten führen kann. Es gibt eine Reihe valider Verfahren, die die Diagnostik unterstützen. Es empfiehlt sich, neben einem strukturierten Interview sowohl Selbst- als auch Fremdbeurteilungsinstrumente einzusetzen.

Trotz Einsatz der Messinstrumente kann es vorkommen, dass die Störung unentdeckt bleibt. Viele Patienten schämen sich, ihre Probleme offen zuzugeben, oder nehmen Verhaltensweisen und negative Kognitionen sich selbst gegenüber nicht bewusst war, da diese als gegeben und zur eigenen Person gehörend empfunden werden. Deswegen gilt es im Verlauf der Therapie besonders darauf zu achten und gegebenenfalls einen Fragebogen erneut vorzulegen.

Literatur

Connor KM, Davidson JRT, Churchill LE, Sherwood A, Weisler RH, Foa E (2000) Psychometric properties of the Social Phobia Inventory (SPIN). Br J Psychiatry 176:379–386.
Fydrich T (2002) Soziale Phobie und Angst Inventar (SPAI). In: Brähler E, Schumacher J, Strauß B (Hrsg.) Diagnostische Verfahren in der Psychotherapie. Göttingen: Hogrefe. S. 335–338.
Lobbestael J, Leurgans M, Arntz A (2011) Inter-rater reliability of the Structured Clinical Interview for DSM-IV Axis I Disorders (SCID I) and Axis II Disorders (SCID II). Clin Psychol Psychother 18:75–79.
Magee WJ, Eaton WW, Wittchen H-U, McGonagle KA, Kessler RC (1996) Agoraphobia, Simple Phobia, and Social Phobia in the National Comorbidity Survey. Arch Gen Psychiatry 53:159–168.
Mayo-Wilson E, Dias S, Mavranezouli I, Kew K, Clark DM, Ades AE, Pilling S (2014) Psychological and Pharmacological Interventions for Social Anxiety Disorder in Adults: A Systematic Review and Network Meta-Analysis. Lancet Psychiatry 1:368–376.
Roberson-Nay R, Strong DR, Nay WT, Beidel DC, Turner SM (2007) Development of an abbreviated Social Phobia and Anxiety Inventory (SPAI) using item response theory: The SPAI-23. Psychol Assess 19:133–145.
Stangier U, Clark DM, Ehlers A (2006) Soziale Phobie. Fortschritte der Psychotherapie. Göttingen: Hogrefe.
Stangier U (2015) KVT-Tools für soziale Angststörung. In: Stavemann H (Hrsg.) Therapie-Tools Integrative KVT. Weinheim: Beltz. S. 236–254.
Tillfors M, Furmark T, Ekselius L, Fredrikson M (2004) Social phobia and avoidant personality disorder: One spectrum disorder? Nord J Psychiatry 58:147–152.
von Consbruch K, Stangier U, Heidenreich T (im Druck) Sozialangst-Skalen (SOZAS). Göttingen: Hogrefe.
Wittchen HU, Fehm L (2001) Epidemiology, patterns of comorbidity, and associated disabilities of social phobia. Psychiatr Clin North Am 24:617–641.
Wittchen HU, Zaudig M, Fydrich, T (1997) Strukturiertes Klinisches Interview für DSM-IV (SKID-I und SKID-II). Göttingen: Hogrefe.

13 Diagnostik bei posttraumatischen Belastungsstörungen

Harald J. Freyberger und Rolf-Dieter Stieglitz

13.1 Einleitung

Die posttraumatische Belastungsstörung (PTBS) wird nach ICD-10 im Kernbereich durch Intrusionen, Hyperarousalphänomene und stimuliabhängiges phobisches Vermeidungsverhalten definiert, die als Folge einer realen außergewöhnlichen äußeren Belastung auftreten. Als komplexe Traumafolgestörung sieht die ICD-10 eine anhaltende Persönlichkeitsänderung nach Extrembelastung vor. DSM-5 operationalisiert keine komplexe Traumafolgestörung und unterscheidet sich in der PTBS-Operationalisierung in einigen wichtigen Aspekten. Das Traumakriterium wird etwas verbreitert, die dissoziative Begleitsymptomatik wird stärker hervorgehoben, das Vermeidungsverhalten als eigenständiges diagnostisches Merkmal betont und impulsives und selbstverletzendes Verhalten als eine Störungskomponente aufgenommen, sodass die Abgrenzung gegenüber Borderline-Persönlichkeitsstörungen weniger restriktiv gefasst wird (vgl. Freyberger und Stieglitz 2014). Die PTBS ist mit einer Prävalenzrate von etwa 5,0–7,8 % eine häufige Störung, wobei mit 20–90 % in der Allgemeinbevölkerung sehr viel höhere Traumaexpositionsraten berichtet werden, die die Relevanz subsyndromaler Erscheinungsformen insbesondere bei älteren Menschen unterstreichen (Spitzer et al. 2008). Speziell im Kontext der Psychotherapie wurden in den vergangenen 10–20 Jahren eine ganze Reihe von störungsspezifischen Techniken und Methoden, wie etwa das *Eye Movement Desensitization and Reprocessing* (EMDR) und die *narrative Expositionstherapie* (Übersichten in Seidler et al. 2015), entwickelt, die zum Teil eine differenzielle Diagnostik mit genauer Erfassung einzelner Syndromkomponenten erfordern.

13.2 Stellenwert der Diagnostik

Psychometrische Verfahren spielen in der Diagnostik der PTBS aus verschiedenen Gründen eine wichtige Rolle. Viele Betroffene vermeiden angstassoziiert eine Thematisierung von Traumata, sodass insbesondere der Einsatz von Selbstbeurteilungsverfahren für das Screening hilfreich sein kann. Wie eine Reihe von Psychotherapiestudien zeigen (z. B. Knaevelsrud et al. 2014), führen Schamgefühle ebenfalls oft zu einem eingeschränkten Explorationsverhalten, sodass hier der Einsatz auch von computergestützten Instrumenten diskutiert wird. Vor allem in Langzeitverläufen kann sich die Symptomatik heterogen und generalisiert darstellen, sodass diese nicht ohne weiteres im Kontext einer Traumafolgestörung verstanden werden kann. Schließlich erlaubt der Einsatz von Instrumenten eine Differenzierung von subsyndromaler Symptomatik, quantifiziert die Schwere und gibt auch zumindest zum Teil Auskunft über sequenzielle Traumatisierungen, die u. U. zeitlich weit auseinanderliegen, sowie über Therapieimplikationen. Die Akzeptanz der Verfahren ist darüber hinaus bei Betroffenen hoch.

Entsprechend der in Deutschland publizierten *S3-Leitlinie* (Flatten et al. 2011a) wird eine Diagnostik nach klinischen Kriterien empfohlen, die traumaassoziierte und komorbide Störungen mit erfassen und eine Diagnosensicherung durch ein PTBS-spezifisches Interview und ergänzende psychometrische Diagnostik beinhalten sollte. Morina und Müller (2014) empfehlen darüber hinausgehend die Erfassung aufrechterhaltender Faktoren und von Ressourcen und Kompetenzen für Therapieplanung und Verlaufsmessung. Für die Diagnostik akuter Traumatisierungen werden in der *S2-Leitlinie* darüber hinausgehende Merkmale des akuten Geschehens gefordert (Flatten et al. 2011b).

Grundsätzlich sollte in allen klinischen Interviews eine etwaige Traumatisierung bzw. Traumafolgesymptomatik erfragt werden. Gut geeignet erscheinen hier die Einstiegsfragen der vorliegenden Interviews. Die unten aufgeführten Selbstbeurteilungsverfahren lassen sich darüber hinaus sehr gut als Screening-Instrumente einsetzen. Besteht der Verdacht auf eine PTBS, sollten prinzipiell Verfahren zur dimensionalen Erfassung der Symptomatik genutzt werden. Liegen auffallende Werte vor, ist die Diagnose mit den vorliegenden Interview- und Fremdbeurteilungsverfahren zu sichern. Zur Einschätzung der begleitenden dissoziativen Symptomatik sollte eine separate Diagnostik erfolgen (▶ Kap. 15).

13.3 Verfahren

Die PTBS stellt die Störungsgruppe dar, bei der seit ihrer erstmaligen Operationalisierung im DSM-III eine enge Verzahnung von Diagnostik und (Psycho-)Therapie erkennbar ist. Von daher gibt es eine Reihe von Verfahren. Übersichten finden sich auch bei Flatten et al. (2011a, b) sowie Kunzke und Güls (2003).

Tab. 13.1: Selbst- und Fremdbeurteilungsverfahren bei PTBS

Verfahren (Abk.)	Autoren (dt.)	Aufbau
Selbstbeurteilungsverfahren		
Impact of Event Scale (IES)	Ferring und Fillip (1994); Hütter und Fischer (1997)	15 Items nach Symptomen der Vermeidung, Betäubung, Intrusion
Impact of Event Scale-Revised (IES-R)	Maercker und Schützwohl (1998)	22 Items (0–5 Itemwerte) Subskalen: Intrusion, Vermeidung, Hyperarousal
Posttraumatic Diagnostic Scale (PDS)	Ehlers et al. (1996)	49 Items (Cluster A, B, C, D) traumatische Ereignisse, Wiedererleben, Vermeidung, Arousal = 17 Symptome (4-stufige Skala)
Breslau-Skala	Siegrist und Maercker (2010)	kurze Screening-Skala 7-Item-Version 9-Item-Version (mit zusätzlich Intrusionen und Flashbacks)

Tab. 13.1: Selbst- und Fremdbeurteilungsverfahren bei PTBS – Fortsetzung

Verfahren (Abk.)	Autoren (dt.)	Aufbau
PTSD Symptom Scale Self Report (PSS-SR)	Winter et al. (1992)	47 traumabezogene Items vier Gruppen Häufigkeit der Symptome
	Steil und Ehlers (1996)	+ Ausmaß der Symptome
Posttraumatische Stressskala-10 (PTSS-10)	Maercker (2010)	10 Items kurzes Screeninginstrument posttraumatische Belastungsstörung nach DSM-III Berücksichtigung von Hyperarousalymptomen
Essener Trauma-Inventar (ETI)	Tagay et al. (2007)	58 Items traumatische Ereignisse akute Belastungsstörung (ASD) und posttraumatische Belastungsstörung (PTBS) 5 Teile: Trauma-Checkliste, zeitliche Einordnung des »schlimmsten Ereignisses«, 23 Items aktuelle posttraumatische Symptomatik (4-stufige Likert-Skala; Intrusion, Vermeidung, Hyperarousal) Belastung aktuelle erlebte Geschehen (6-stufige Likert-Skala), – 6 Items Einschränkungen im Alltag
Aachener Fragebogen zur Traumaverarbeitung (AFT)	Flatten et al. (1998)	29 Items (5-stufige Likert-Skalen) posttraumatische Belastungsstörung und akute Belastungsreaktion

13 Diagnostik bei posttraumatischen Belastungsstörungen

Tab. 13.1: Selbst- und Fremdbeurteilungsverfahren bei PTBS – Fortsetzung

Verfahren (Abk.)	Autoren (dt.)	Aufbau
Disorder of Extreme Stress Not Otherwise Specified (DESNOS)	dt. noch in Validierung Herman (1992); van der Kolk et al. (1996)	27-Item-Interview und Fragebogen 7 Faktoren
Interview zur Komplexen Posttraumatischen Belastungsstörung (I-KPTBS)	Boroske-Leiner et al. (2008)	40 Item-Interviews
Structured Interview for Disorders of Extreme Stress (SIDES)		
Fremdbeurteilungsverfahren		
Clinician-Administered PTSD Scale (CAPS)	Schnyder und Moergeli (2002); Karl (2000); Nyberg und Frommberger (2001)	17 Symptome der PTBS + 8 Items Begleitsymptome Checkliste Lebensereignisse Liste mit schwerwiegenden Lebensereignissen Häufigkeit und Intensität der auftretenden Symptome (5-stufige Likert- Skala) Beginn und Dauer der Symptome Grad der subjektiven Beeinträchtigung

13.3.1 Diagnostische Interviews

Alle im Kapitel 2 in diesem Band aufgeführten Instrumente zur klassifikatorischen Diagnostik enthalten entsprechende Module zur PTBS: SKID-I, CIDI/DIA-X, DIPS und M.I.N.I. Zudem existiert eine Reihe von Screeningverfahren, die z. T. den einzelnen Interviews zugeordnet sind (z. B. SKID-I, DIA-X) bzw. es existieren explizite Verfahren zum Screening (▶ Tab. 13.1). So ist z. B. die *Posttraumatische Stress-Skala 10* (PTSS-10; Weisaeth; dt.: Maercker 2003) ein kurzes Selbstbeurteilungsverfahren und erfasst auf einer 4-stufigen Skala das Vorliegen von 10 der 17 PTBS-Symptome des DSM-IV in den letzten 7 Tagen vor der Befragung. Ein definierter Cut-off-Wert indiziert eine ausführlichere diagnostische Abklärung, ohne dass sich eine DSM-IV-Diagnose stellen lässt. Das Instrument wurde vor allem vor dem Hintergrund der schnellen Erfassung von Hochrisikogruppen (z. B. nach Katastrophen) entwickelt. Auch die nachfolgend aufgeführten Selbstbeurteilungsverfahren eignen sich zum Screening.

Zusätzlich existiert für den Bereich der PTBS ein direkt darauf zugeschnittenes Instrument, die *Clinician-Administered PTSD Scale* (CAPS; Blake et al.; dt.: Schnyder und Moergeli 2002; vgl. auch ▶ Tab. 13.1), das international wahrscheinlich am breitesten eingesetzte Verfahren zur PTBS-Diagnostik im klinischen Bereich. Es ermöglicht die explizite Erfassung der diagnostischen Kriterien nach DSM-IV bezogen auf unterschiedliche Zeitintervalle (u. a. letzte 4 Wochen, Lebenszeit). Der Interviewer hat anhand einer Liste mit traumatischen Ereignissen auch die damit verbundenen emotionalen Reaktionen, die Störungsdauer und die psychosozialen Beeinträchtigungen zu erfragen. Assoziierte Symptome wie Schuldgefühle und Dissoziation können optional erhoben werden.

Das *Structured Interview for Disorders for Extreme Stress* (SIDES; Pelcovitz et al.; dt.: Teegen et al. 1998) ist ein strukturiertes Interviewverfahren, das sich zur Erfassung komplexer Traumatisierungen eignet. Hier werden 48 Items auf einer 3-stufigen Skala zu bestimmten Symptomkomplexen systematisch erfragt und Informationen zur Diagnostik und Therapieplanung generiert.

13.3.2 Selbstbeurteilungsverfahren

Da die Symptomatik der PTBS vor allem auf der subjektiven Beobachtung und Einschätzung basiert, existieren vor allem viele Selbstbeurteilungsverfahren (▶ Tab. 13.1). Die *Impact of Event Scale* (IES) wurde von Horowitz et al. zur syndromalen PTBS-Diagnostik entwickelt und ist international weit verbreitet. Da die Originalversion weder Hyperarousal noch die Symptombelastung erfasst, wurde eine revidierte Form vorgelegt (IES-revised; Weiss und Marmar; dt.: Maercker und Schützwohl 1998). Sie besteht aus 22 Items mit den Subskalen Intrusionen, Vermeidungsverhalten und Hyperarousal mit 4-stufiger Skalenkonstruktion. Erfasst wird die Symptomhäufigkeit der zurückliegenden Woche. Eine zuverlässige kategoriale Diagnostik ist nicht möglich, sodass das Instrument, für das gute testtheoretische Daten vorliegen und für das Vergleichswerte verschiedener Traumapopulationen vorgelegt wurden, am besten als Screening-Verfahren eingesetzt werden kann.

Mit der *PTSD Symptom Scale – Self Report* (PSS-SR; Foa et al.; dt.: Steil und Ehlers 1992) werden 11 verschiedene Traumata abgefragt und die emotionale Reaktion auf das subjektiv als am schlimmsten erlebte Ereignis erfasst. Danach werden die aktuelle Frequenz und Intensität der insgesamt 17 DSM-IV-PTBS-Symptome des vergangenen Monats auf einer 4-stufigen Skala abgebildet. Intensität und Häufigkeit werden gemeinsam in einer Einschätzung bewertet. Abschließend kann eine DSM-IV-Diagnose erstellt werden.

Die *Posttraumatic Diagnostic Scale* (PDS; Foa et al.; dt.: Ehlers et al. 1996) ist die Weiterentwicklung der PTSD Symptom Scale. Das Instrument ist am DSM-IV orientiert. Initial wird die Häufigkeit erlebter Traumata erfasst und im sich daran anschließenden Teil das schlimmste Trauma und die sich daraus ergebenen emotionalen Reaktionen erfragt. Es folgt eine Erfassung von Symptomhäufigkeit und -schweregrad auf einer 4-stufigen Skala bzw. von physischen Einschränkungen durch PTBS-Symptome in neun sozialen und beruflichen Lebensbereichen. Beurteilungszeitraum ist der vergangene Monat. Es kann eine DSM-IV-Diagnose gestellt und über Summenwerte der Schweregrad der Symptomatik abgebildet werden. Die Bearbeitungszeit beträgt etwa 10 Minuten, sodass das Verfahren zum Screening und zur Verlaufsmessung eingesetzt werden kann.

Der *Harvard Trauma Questionnaire* (HTQ; Mollica et al. 1992) wurde spezifisch für traumatisierte Flüchtlinge entwickelt und gilt als das Instrument mit der besten transkulturellen Validität. Initial werden 17 kriegsrelevante Traumata mit einer 4-stufigen Skala (selbst erfahren/Zeuge geworden/davon gehört/weder noch) erfasst. Danach wird das schlimmste Ereignis näher spezifiziert, die schmerzvollsten Ereignisse im Aufenthaltsland bzw. mögliche Kopfverletzungen erfragt. Schließlich werden 30 verschiedene Traumasymptome erhoben, die die 17 DSM-IV-Symptome einschließen. Eine DSM-IV-Diagnose kann nicht erstellt werden. Es liegen Normwerte aus verschiedenen Populationen vor, die jedoch keinen einheitlichen Cut-off-Wert wiedergeben.

Das *Essener Trauma-Inventar* (ETI; Tagay und Senf 2007) erfasst zum einen ein breites Spektrum an traumatischen Ereignissen und zum anderen die beiden posttraumatischen Störungen Akute Belastungsstörung (ASD) und Posttraumatische Belastungsstörung (PTBS) nach DSM-IV. Mit Hilfe der Subskalen- und Gesamtskalenwerte ist die dimensionale Einschätzung des Schweregrades der Symptomatik möglich. Der Einsatz des Verfahrens wird neben der Eingangsdiagnostik im Bereich der Therapieplanung und Veränderungsmessung gesehen. Ergänzend liegt eine Interviewversion vor.

Der *Aachener Fragebogen zur Traumaverarbeitung* (AFT; Flatten et al. 1998) umfasst 29 Items (5-stufige Likert-Skalen), die den DSM-IV-Kriterien für die PTBS sowie dem Kriterium B der akuten Belastungsreaktion (dissoziative Reaktion) entsprechen. Durch die Einbeziehung der peritraumatisch dissoziativen Reaktionen kann der AFT für die akute Belastungsreaktion und die posttraumatische Belastungsstörung gleichwertig eingesetzt werden. Durch die Möglichkeit der dimensionalen Auswertung eignet sich der AFT für Verlaufskontrollen.

13.3.3 Fremdbeurteilungsverfahren

Fremdbeurteilungsverfahren sind, wie bei den meisten Angststörungen, eher selten. Die *CAPS* (s. o.) erlaubt neben der Ableitung der Diagnose auch die Erfassung des Schweregrades und subsyndromaler Formen. Neben der Häufigkeit der Symptome und deren Dauer wird auf einer 4-stufigen Skala auch deren Schweregrad geratet, sodass neben der kategorialen Diagnose auch Summenwerte berechnet werden können. Bei einem gewählten Beurteilungszeitraum von einer oder vier Wochen eignet es sich auch zur Verlaufsbeurteilung.

13.4 Fazit und Perspektiven

Für die Eingangsdiagnostik zu Beginn einer Psychotherapie ist – unabhängig von der kategorialen Diagnose – der Einsatz einer Selbstbeurteilungsskala ratsam, mit der sich im Weiteren dann auch Verlaufsmessungen vornehmen lassen. Bei der Auswahl eines geeigneten Instrumentes ist auf die jeweiligen inhaltlichen Schwerpunkte zu achten und sicherzustellen, das verschiedene Syndromkomponenten erfasst werden, um differenzielle Therapieeffekte beurteilen zu können. Der Einsatz der Selbstbeurteilungsskalen ist zeit- und kostengünstig, unterliegt jedoch Verzerrungen durch die Befragten, die insbesondere in Begutachtungssituationen von hoher Bedeutung sein können (Schneider et al. 2015). Hier wie auch generell in der psychotherapeutischen Behandlung posttraumatischer Belastungsstörungen sollten sog. Vorschäden und komorbide Erkrankungen beachtet werden, die sich mit Selbstbeurteilungsskalen oft nicht erfassen lassen. Auch vor diesem Hintergrund sollten die vorgestellten Fremdbeurteilungsinstrumente zudem unbedingt eingesetzt werden. Der umfassendere Einsatz weiterer diagnostischer Interviews ist vor allem immer dann von besonderer Bedeutung, wenn es um die Erfassung komorbider Störungen geht.

Nicht für alle Instrumente liegen Norm- und Referenzwerte aus der Allgemeinbevölkerung bzw. Cut-off-Werte vor, sodass diese nur begrenzt für die Einzelfalldiagnostik nutzbar erscheinen. Weiterentwicklungen werden sich zudem mit der Frage der Änderungssensitivität auseinandersetzen müssen.

Literatur

Boroske-Leiner K, Hofmann A, Sack M (2008) Ergebnisse zur internen und externen Validität des Interviews zur komplexen posttraumatischen Belastungsstörung. Psychother Psychosom Med Psychol 58:192–199.

Ehlers A, Steil R, Winter H, Foa E (1996) Deutsche Übersetzung der Posttraumatic Stress Symptom Scale (PDS). Oxford: University, Warneford Hospital.

Ferring D, Filipp SH (1994) Teststatistische Überprüfung der Impact of Event-Skala: Befunde zu Reliabilität und Stabilität. Diagnostica 40:344–362.

Flatten G, Jünger S, Wälle D (1998) Aachener Fragebogen zur Traumaverarbeitung (AFT). Abt. Psychosomatik der RWTH Aachen.

Flatten G, Gast U, Hofmann A, Knaevelsrud C, Lampe A, Liebermann P, Maercker A, Reddemann L, Wöller W (2011a) S3-Leitlinie Posttraumatische Belastungsstörung ICD-10: F43.1. Trauma & Gewalt 3:202–210.

Flatten G, Bär O, Becker K, Bengel J, Frommberger U, Hofmann A, Lempa W, Möllering A (2011b) S2-Leitlinie Diagnostik und Behandlung von akuten Folgen psychischer Traumatisierung. Trauma & Gewalt 3:214–221.
Freyberger HJ, Stieglitz RD (2014) Die Posttraumatische Belastungsstörung und die Anpassungsstörungen in der ICD-10 und im DSM-IV bzw. DSM-5. In: Seidler GH, Freyberger HJ, Maercker A (Hrsg.) (2015) Handbuch der Psychotraumatologie. Stuttgart: Klett-Cotta. S. 160–170.
Herman JL (1992) Complex PTSD. A syndrome of survivors in prolonged and repeated trauma. J Traumatic Stress 5:377–391.
Hütter BO, Fischer G (1997) Clinimetric evaluation of the German version of the Impact of Event Scale (IES). Proceedings of the 5th European Conference of Traumatic Stress.
Karl A (2000) Klinische PTB-Skala für DSM-IV (KPS-TX). Unveröffentlichtes Manuskript, Technische Universität Dresden, Abteilung für Biopsychologie.
Knaevelsrud C, Böttche M, Pietrzak RH, Freyberger HJ, Renneberg B, Kuwert P (2014) Integrative testimonial therapy: An internet-based, therapist-assisted therapy for German elderly survivors of the World War II with posttraumatic stress symptoms. J Nerv Ment Dis 202:651–658.
Kunzke D, Güls F (2003) Diagnostik einfacher und komplexer posttraumatischer Störungen im Erwachsenenalter. Psychotherapeut 48:50–70.
Maercker A (2003) Posttraumatische-Stress-Skala-10 (PTSS-10). In: Hoyer J, Margraf J (Eds.) Angstdiagnostik-Grundlagen und Testverfahren. Berlin: Springer. S. 401–403.
Maercker A, Schützwohl M (1998) Die Erfassuung von psychischen Belastungsfolgen: Die Impact of Event Skala – revidierte Version (IES-R). Diagnostica, 44:217–222.
Mollica RF, Caspi-Yavin Y, Bollini P, Truong T, Tor S, Lavelle J (1992) The Harvard Trauma Questionnaire. Validating a cross-cultural instrument for measuring torture, trauma, and posttraumatic stress in Indochinese refugees. J Nerv Ment Dis 180:111–116.
Morina N, Müller J (2014) Diagnostik von Traumafolgestörungen und komorbiden Erkrankungen. In: Seidler GH, Freyberger HJ, Maercker A (Hrsg.) (2015) Handbuch der Psychotraumatologie. Stuttgart: Klett-Cotta. S. 171–181.
Nyberg E, Frommberger U (2001) Clinician-Administered PTSD-Scale (CAPS) – deutsche Version. Unveröffentlichtes Manuskript, Universitätsklinik Freiburg, Abteilung für Psychiatrie und Psychotherapie.
Schneider W, Freyberger HJ, Widder B (2015) Posttraumatische Belastungsstörungen. In: Schneider W, Henningsen P, Dohrenbusch R, Freyberger HJ, Irle H, Köllner V, Widder B (Hrsg.) Begutachtung bei psychischen und psychosomatischen Erkrankungen. Autorisierte Leitlinien und Kommentare (2. Aufl.). Göttingen: Hogrefe.
Schnyder U, Moergeli H (2002) German version of Clinician-Administered PTSD Scale. Journal of Traumatic Stress 15:487–492.

Seidler GH, Freyberger HJ, Maercker A (Hrsg.) (2015) Handbuch der Psychotraumatologie. Stuttgart: Klett-Cotta.

Siegrist P, Maercker A (2010) Deutsche Fassung der Short Screening Scale for DSM-IV Posttraumatic Stress Disorder. Aktueller Stand der Validierung. Trauma & Gewalt 4:208–213.

Spitzer C, Barnow S, Völzke H, John U, Freyberger HJ, Grabe HJ (2008) Trauma and posttraumatic stress disorder in the elderly: findings from a German community sample. J Clin Psychiatry 69:693–700.

Steil R, Ehlers A (1992) Erweiterte deutsche Übersetzung der PTSD-Symptom-Scale Self-Report. Georg-August-Universität Göttingen, Institut für Psychologie.

Tagay S, Erim Y, Stoelk B, Möllering A, Mewes R, Senf W (2007) Das Essener Trauma-Inventar (ETI) – Ein Screeninginstrument zur Identifikation traumatischer Ereignisse und posttraumatischer Störungen. Zeitschrift für Psychotraumatologie, Psychotherapiewissenschaft, Psychologische Medizin 1:75–89.

Van der Kolk BA, Pelcovitz D, Roth S, Mandel FS, McFarlane A, Herman JL (1996) Dissociation, Somatization, and affect dysregulation. The complexity of adaption of trauma. Am J Psychiatry 153:83–93.

Winter H, Wenninger R, Ehlers A (1992) Deutsche Übersetzung der PTSD-Symptomscale Self-report. Göttingen: Georg-August-Universität, Psychologisches Institut.

14 Diagnostik bei Zwangsstörungen

Jan Terock, Deborah Janowitz und Hans-Jörgen Grabe

14.1 Einleitung

Zwangsstörungen gelten als »heimliche« Erkrankungen. Dies liegt nicht nur an der gesellschaftlichen Ausgrenzung (Stengler-Wenzke et al. 2004), sondern auch daran, dass die Symptome von den Betroffenen selbst als unsinnig und übertrieben erlebt werden. Oft gelingt es Betroffenen, Zwänge aus Scham auch vor Therapeuten geheim zu halten. Viele Patienten werden nicht richtig diagnostiziert und wegen anderer Störungen behandelt (Wahl et al. 2010). Umso größer ist die Bedeutung der Diagnostik, insbesondere die von Screening-Instrumenten.

Grundsätzlich lassen sich Zwangshandlungen (z. B. Ordnungs-, Wasch- und Putzwänge) von Zwangsgedanken (mit aggressiven, sexuellen oder religiösen Inhalten) unterscheiden. Es besteht eine hohe Komorbidität mit anderen psychischen Erkrankungen (Janowitz et al. 2009; Ruscio et al. 2010). Da es im Rahmen anderer psychischer Erkrankungen, z. B. bei Depressionen, Borderline-Persönlichkeitsstörungen oder Psychosen, zu transienten Zwangssymptomen kommen kann, ist die Differenzialdiagnostik wichtig. Auch die Abgrenzung zur zwanghaften (anankastischen) Persönlichkeitsstörung, die selten mit der Zwangsstörung kombiniert vorkommt, bereitet in der Praxis oft Schwierigkeiten (Baer 1994).

Zwei Störungsbilder aus der Gruppe der Zwangsstörungen werden in diesem Kapitel zusätzlich betrachtet: das zwanghafte Horten und die körperdysmorphe Störung (KDS).

14.2 Stellenwert der Diagnostik und Indikation

Die im Folgenden vorgestellten Verfahren stellen eine Auswahl der aktuell am meisten verwendeten und am besten validierten Instrumente dar, für die eine deutsche Version vorliegt (▶ Tab. 14.1).

Tab. 14.1: Vergleich der psychometrischen Eigenschaften der vorgestellten Instrumente

Verfahren (Abk.)	Autoren	psychometrische Eigenschaften
Yale-Brown Obsessive-Compulsive Scale (YBOCS)	Jacobsen et al. (2003)	Cronbachs α von $r = 0{,}80$ Interraterreliabilität für den Gesamtwert $r = 0{,}90$ und bei einzelnen Items zwischen $r = 0{,}74$–$0{,}97$
AMDP-System Arbeitsgemeinschaft für Methodik und Dokumentation in der Psychiatrie, System zur standardisierten Erfassung und Dokumentation eines psychopathologischen Befunds	Grabe et al. (2002)	Cronbachs $\alpha = 0{,}93$, Split-Half-Reliabilität von 0,83 (Spearman-Brown) Test-Retest-Reliabilität von $r = 0{,}84$ Interraterreliabilität für Zwangsgedanken $r = 0{,}98$ und für Zwangshandlungen $r = 0{,}93$
Yale-Brown Obsessive-Compulsive Scale, Self-rating (YBOCS-SR)	Schaible et al. (2001)	Vergleichswerte zwischen Y-BOCS SR und Fremdrating: Intraklassenkorrelation bei Beginn eines Therapieprogramms: 0,83 für die Gesamtskala, Zwangsgedanken: 0,90, Zwangshandlungen: 0,73. Bei Entlassung: Gesamtskala: 0,93, Zwangsgedanken: 0,94, Zwangshandlungen: 0,90.
Hamburger Zwangsinventar, Kurzform (HZI-K)	Klepsch et al. (1993)	Cronbachs $\alpha = 0{,}71$–$0{,}79$ mit Ausnahme der Skala »Denken von Worten und Bildern« $= 0{,}50$) Test-Retest-Reliabilitätskoeffizienten $r = 0{,}73$–$0{,}94$

Tab. 14.1: Vergleich der psychometrischen Eigenschaften der vorgestellten Instrumente – Fortsetzung

Verfahren (Abk.)	Autoren	psychometrische Eigenschaften
Padua Invetory, revised; Saving Inventory-R (Padua Inventory-R)	Gönner et al. (2010)	Cronbachs $\alpha = 0{,}93$ Subskalen: Impulse: 0,87; Waschen: 0,96; Checking: 0,89; Grübeln: 0,87; Präzision: 0,82
Obsessive-Compulsive Inventory, revised (OCI-R)	Gönner et al. (2007)	Die Gesamtskala und 5 von 6 Subskalen Cronbachs α: $r = 0{,}83\text{–}0{,}95$, Subskala Neutralisieren: 0,76; Cronbachs α für Gesamtskala $r = 0{,}85$.
Body Dysmorphic Disorder YBOCS (BDD-YBOCS)	Stangier et al. (2000)	Deutsche Version ist wörtlich übersetzt, jedoch nicht validiert
Saving Inventory, revised (Saving Inventory-R) (dt.: FZH = Fragebogen zum zwanghaften Horten)	Müller et al. (2009)	Cronbachs $\alpha = 0{,}89\text{–}0{,}95$ Test-Retest-Reliabilität nach 2 Wochen: 0,74–0,93. Jedes einzelne Item korrelierte signifikant mit dem Gesamtwert (0,58–0)

Zur Bestimmung des geeigneten Verfahrens ist es wichtig, dass sich der Anwender im Vorfeld der Untersuchung fragt: Handelt es sich um eine Screening-Situation in einer heterogenen Patientengruppe oder Allgemeinbevölkerung? Steht eine umfangreiche Abbildung der gesamten Symptomatik oder eine möglichst sensitive Verlaufsbeurteilung von Patienten mit Zwangsstörung im Vordergrund? Erlaubt es die Psychopathologie überhaupt, einen Selbstbeurteilungsfragebogen auszufüllen?

Die ausgeprägte Verborgenheit der Störung macht Screening-Instrumente von Zwangssymptomen notwendig. Dem steht ein relativer Mangel an validierten Skalen gegenüber. Für den deutschen Sprachraum wurde aus dem *Hamburger Zwangsinventar* (Selbstbeurteilungsfragebogen) eine Ultrakurzversion mit 27 Items extrahiert (s. u.).

Im englischen Sprachraum ist das *Zohar-Fineberg Obsessive-Compulsive Screening* (Fineberg et al. 2008) verbreitet, für das eine unautorisierte deutsche Version vorliegt (Wahl et al. 2010). Sie wird in der aktuellen S3-Leitlinie empfohlen. Weitere Diagnostik sollte erfolgen, wenn eine der Fragen mit »Ja« beantwortet und außerdem von Beeinträchtigungen im Alltag berichtet wird.

1. Waschen und putzen Sie sehr viel?
2. Kontrollieren Sie sehr viel?
3. Haben Sie quälende Gedanken, die Sie loswerden möchten, aber nicht können?
4. Brauchen Sie für Alltagstätigkeiten sehr lange?
5. Machen Sie sich Gedanken um Ordnung und Symmetrie?

14.3 Verfahren zur Bestimmung des Schweregrades und der Ausprägung

14.3.1 Instrumente zur Beurteilung der Zwangsstörung

Fremdbeurteilungsverfahren

Die *Yale-Brown Obsessive-Compulsive Scale* (Y-BOCS) wurde zunächst für wissenschaftliche Zwecke entwickelt und gilt in der revidierten Version als der »Gold-Standard« zur Beurteilung der Zwangsstörung (Goodman et al. 1989). Seit 1991 liegt eine autorisierte deutsche Übersetzung vor (Hand und Büttner-Westphal 1991). Voraussetzung zum Einsatz ist die Diagnosestellung gemäß den Kriterien von DSM-5 bzw. ICD-10.

Die Inhalte der Zwangsstörung werden mit einer 61 Items umfassenden Symptomcheckliste erfragt, in der angegeben werden soll, ob das Symptom jemals oder in den letzten 7 Tagen auftrat. Anschließend wird der Schweregrad der Symptomatik auf einer 5-stufigen Skala eingeschätzt (»Mit dem Ausführen von Zwängen verbrachte Zeit«, »Beeinträchtigung im Alltag«, »subjektiver Leidensdruck«, »Widerstand gegen den Zwang« und »wahrgenommene Kontrolle«). Es werden weitere klinische Merkmale der Erkrankung erfragt, ohne Einfließen in den Gesamtwert (z. B. »Intervalle ohne Zwangssymptomatik«, »Einsicht«, »Vermeidung«). Das Interview enthält 16 zu erfragende Items sowie 3 nach Abschluss des Interviews einzuschätzende Variablen (Gesamtschweregrad, ggf. das Ausmaß der Verbesserung, die Reliabilität der Angaben). Von diesen 19 zu erfassenden Items fließen 10 in den Gesamtscore (zwischen 0-40) ein. Als Cut-off-Wert für das Vorliegen einer klinisch relevanten Zwangsstörung werden von den Autoren 16 Punkte bei gemischter Symptomatik angegeben. Bei Bestehen von reinen Zwangsgedanken oder seltenen reinen Zwangshandlungen gelten 10 Punkte als Cut-off-Wert.

Beurteilung: Hohe Sensitivität durch große Bandbreite an abgefragten Symptomen. Durch die zwei Subskalen und die gut operationalisierte Beurteilung des Schweregrades wird die Störung umfassend und reliabel charakterisiert. Es besteht eine hohe Veränderungssensitivität. Es handelt um ein eher zeitaufwendiges Verfahren (ca. 30 Minuten), das außerdem Erfahrung des Untersuchers voraussetzt.

Mit dem *AMDP-Modul zur Erfassung von Zwangssymptomen* (2. Version 2002) wurde gegenüber der 1. Version eine deutlich erweiterte quantitative und qualitative Einschätzung der Symptomatik möglich (Grabe et al. 2002). Dabei orientiert sich der Aufbau an der typischen Systematik der Zwangsstörung bestehend aus einem »einschießenden« Zwangsgedanken, der damit verknüpften psychischen Anspannung und den zwei Möglichkeiten der kurzfristigen Anspannungsregulation: dem Ausführen von Zwangshandlungen oder dem passiven Vermeiden. 34 Items bilden drei Dimensionen. Enthalten sind dabei auch Items zu zwanghaftem Horten und dysmorphophoben Gedanken:

- 22 inhaltliche Items umfassen Zwangsgedanken, -handlungen und passive Vermeidungsverhalten
- 7 formale Items, die die Beeinträchtigung im beruflichen/sozialen Leben und den Leidensdruck abbilden

- 5 kognitiv-emotionale Items zur Charakterisierung der verschiedenen Zwänge (pathologisches Zweifeln, unangemessene Risikoeinschätzung, übertriebenes Verantwortungsgefühl, magisches Denken, Ich-Syntonizität/Ich-Dystonizität und Impulscharakter)

Beurteilung: Ein mehrdimensionales Modell, das als einziges das passive Vermeidungsverhalten besonders berücksichtigt. Dauer ca. 10–40 Minuten.

Selbstbeurteilungsverfahren

Der *Obsessive-Compulsive Inventory Revised* (OCI-R) wurde 2002 veröffentlicht (Foa et al. 2002) und liegt seit 2005 in deutscher Übersetzung vor (Gönner et al. 2007). Er erfasst den Schweregrad von Zwangsstörungen, eignet sich aber auch als Screening-Instrument und zur Differenzialdiagnostik z. B. bei Angst- und Depressionssymptomen. Die 6 Subskalen erfassen:

- Waschen
- Kontrollieren
- Ordnen
- Zwangsgedanken
- Horten
- Mentales Neutralisieren

Dabei enthält jede Subskala 3 Items. Es ergeben sich 18 Items, was einen effizienten Einsatz im klinischen Alltag ermöglicht. Für jedes Item wird auf einer 5-stufigen Skala (0–4) eingeschätzt, wie hoch im vergangenen Monat die Beeinträchtigung war. Es liegen für die verschiedenen Subskalen einzelne Cut-off-Werte vor, wodurch sich Subtypen von Patienten mit Zwangsstörungen miteinander vergleichen lassen.

Beurteilung: Verbreitetes, reliables und zeitökonomisch (ca. 10 Minuten) einzusetzendes Selbstbeurteilungsinstrument. Erfassung von Horten, jedoch nicht von Dysmorphophobie. Durch die Mehrdimensionalität wird die Störung umfassend abgebildet. Es besteht eine gute Veränderungssensitivität.

Seit 1991 liegt die *Yale-Brown Obsessive-Compulsive Self-Report* (Y-BOCS-SR) auch in einer Version vor, die eine Selbsteinschätzung des Patienten erlaubt (Baer 2012; Steketee et al. 1996). Die Checkliste und die Einschätzung des Schweregrades wurden aus der Fremdbeurteilungsversion übernommen. Allerdings fließen nur 10 Items in die Ermittlung des Gesamtscores ein. Hierdurch ist einerseits die Besonderheit der Y-BOCS übernommen, den Schweregrad unabhängig von den Zwangsinhalten einzuschätzen, andererseits aber auch eine sehr zeitökonomische Anwendung möglich. Der Y-BOCS-SR weist eine gute konvergente Validität mit der Interview-Version auf.

Die ursprüngliche Version des Hamburger Zwangsinventars (HZI) enthält 188 Items (Zaworka et al. 1983). Wegen der zeitaufwendigen Durchführung, die insbesondere Zwangspatienten vor eine große Herausforderung stellt, wurde daraus eine Kurzversion (HZI-K) abgeleitet (Klepsch et al. 1993). In dieser werden 72 Items abgefragt, der 6 verschiedenen Subskalen zu jeweils 12 Items zugeordnet werden:

- Kontrollieren
- Waschen, Reinigen
- Ordnen
- Zählen, Berühren, Sprechen
- Denken von Wörtern und Bildern (in ritualisierter Form)
- Gedanken, sich selbst oder anderen ein Leid zuzufügen

Die einzelnen Items werden in dichotomisierter Form (»stimmt«, »stimmt nicht«) abgefragt und beziehen sich auf die vergangenen 4 Wochen. Bei der Auswahl der Items wurde eine verhaltensorientierte Operationalisierung gewählt, die dem Anwender einen anschaulichen Zugang ermöglicht. Das HZI-K weist eine sehr hohe Korrelation mit der Langversion auf.

Ausgehend von den 72 Items des HZI-K wurde eine Ultrakurzversion erstellt (HZI-UK), die 27 Items enthält (Klepsch 1989). Durch das faktorenanalytische Vorgehen bei der Itemselektion ergeben sich ähnlich gute Ergebnisse zur Validität wie bei dem HZI-K. Es zeigte sich eine gute 3-Monats-Retest-Reliabilität. Die verbreitete Kurzform bietet die Möglichkeit einer zuverlässigen Selbstbeurteilung durch die verhaltensorientierte Operationalisierung. Durch die Abbildung eines relativ langen

Zeitraums werden Veränderungen weniger sensitiv erfasst. Das HZI-UK stellt ein effizientes Screening-Instrument dar.

Die heute gebräuchliche revidierte Version des *Padua Inventory – Revised* (PI-R) enthält noch 41 von dem ursprünglich 60 Items enthaltenden Padua Inventory (Sanavio 1988; van Oppen et al. 1995). Sie enthält fünf Dimensionen:

- Impulse
- Waschen
- Kontrollieren
- Ruminieren, Sorgen
- Ordentlichkeit

Die Items benennen Symptome, die auf einer 5-stufigen Skala (0 = nie bis 4 = sehr oft) nach der Häufigkeit ihres Auftretens beurteilt werden. Mit dem Fragebogen wird eine große Bandbreite an Zwangssymptomen erfragt. Es ergibt sich eine gute Diagnose- und Veränderungssensitivität. Eine Einschätzung des Schweregrades wird durch die Addition der einzelnen Symptome und deren Häufigkeit vorgenommen. Dies bedeutet jedoch, dass eine Einschätzung des Schweregrades unabhängig von der inhaltlichen Ausprägung der Zwänge, kaum möglich ist.

Beurteilung: Das PI-R ist ein zuverlässiger Selbstbeurteilungsfragebogen, der eine Vielzahl an Symptomen erfragt. Der Summenscore bildet neben dem Schweregrad auch die Anzahl der verschiedenen Zwangsinhalte ab, was die Vergleichbarkeit zwischen Subjekten erschwert.

14.3.2 Instrumente zur Beurteilung der körperdysmorphen Störung (KDS)

Die KDS wird als übermäßige Beschäftigung mit einem eingebildeten/minimalen Makel in der äußeren Erscheinung definiert. Die Beschäftigung kann extreme Ausmaße annehmen und den Großteil des Tages einnehmen. Wegen der Ähnlichkeiten und hohen Komorbidität mit Zwangsstörungen wurde aus der Y-BOCS eine Skala zur Einschätzung des Schweregrades der KDS-Symptomatik abgeleitet: die *BBD (Body Dysmorphic Disorder)-Yale-*

Brown Obsessive-Compulsive Scale (Phillips et al. 1997; Stangier et al. 2000). Die Durchführung erfolgt analog zur Y-BOCS. Es handelt sich um ein Instrument mit guten psychometrischen Eigenschaften, insb. guter Veränderungssensitivität. Durch Fremdbeurteilung ist es relativ zeitaufwendig und erfordert Erfahrung des Untersuchers.

14.3.3 Instrumente zur Beurteilung von zwanghaftem Sammeln und Horten

Das zwanghafte Sammeln ist durch den starken Impuls, sich von Dingen nicht mehr trennen zu können, charakterisiert. Diese Gegenstände sind dabei in der Regel nur von geringem Wert. Hierdurch entsteht häufig eine ausgeprägte Unordnung. Als einziges deutschsprachiges validiertes Messinstrument für das zwanghafte Sammeln und Horten liegt eine Übersetzung des Saving Inventory Revised vor (*Saving Inventory – Revised (SI-R), deutsche Version: Fragebogen zum zwanghaften Horten*, FZH; Müller et al. 2009; Frost et al. 2004). Diese Selbstbeurteilung enthält 19 Items, die den drei Dimensionen: Unordnung, Schwierigkeiten, etwas wegzuwerfen, und Erwerb zugeordnet sind (Frost und Hartl 1996). Für jede Frage soll der Schweregrad auf einer 5-stufigen Likert-Skala (0–4) eingeschätzt werden.

Beurteilung: Einziger validierter deutschsprachiger Fragebogen, ökonomisch einsetzbar und mit ausgezeichneten psychometrischen Eigenschaften.

14.4 Fazit und Perspektiven

Zur Diagnostik der Zwangsstörungen besteht eine Auswahl an Messinstrumenten mit guten psychometrischen Eigenschaften. Während insbesondere die Zahl an Selbstbeurteilungsinstrumenten in der jüngeren Vergangenheit deutlich gestiegen ist, gilt die Y-BOCS (Fremdbeurteilung) weiterhin als »Gold-Standard«. Eine immer größere Beachtung finden auch andere Störungen aus dem Zwangsspektrum, insbesondere KDS und zwanghaftes Horten. Dem gegenüber steht ein Mangel an einfachen Screening-Instrumenten. Die aktuellen Entwicklungen im Bereich der Diagnostik von Zwangsspektrumserkrankungen finden noch wenig Resonanz im deutschen Sprachraum, etwa durch Übertragungen ins Deutsche oder die Entwicklung eigener Messinstrumente.

Literatur

Baer L (1994) Factor analysis of symptom subtypes of obsessive compulsive disorder and their relation to personality and tic disorders. J Clin Psychiatry 55:18–23.
Baer L (2012) Getting Control: Overcoming Your Obsessions and Compulsions. New York: Penguin.
Fineberg NA, Krishnaiah RB, Moberg J, O'Doherty C (2008) Clinical screening for obsessive-compulsive and related disorders. Isr J Psychiatry Relat Sci 45:151–163.
Foa EB, Huppert JD, Leiberg S, Langner R, Kichic R, Hajcak G, Salkovskis PM (2002) The Obsessive-Compulsive Inventory: Development and validation of a short version. Psychol Assess 14:485–496.
Frost RO, Hartl TL (1996) A cognitive-behavioral model of compulsive hoarding. Behav Res Ther 34:341–350.
Frost RO, Steketee G, Grisham J (2004) Measurement of compulsive hoarding: saving inventory-revised. Behav Res Ther 42:1163–1182.
Gönner S, Ecker W, Leonhart R (2010) The Padua Inventory: Do revisions need revision? Assessment 17:89–106.
Gönner S, Leonhart R, Ecker W (2007) Das Zwangsinventar OCI-R - die deutsche Version des Obsessive-Compulsive Inventory-Revised. Psychother Psychosom Med Psychol 57:395–404.
Goodman WK, Price LH, Rasmussen SA, Mazure C, Fleischmann RL, Hill CL, Heninger GR, Charney DS (1989) The Yale-Brown Obsessive Compulsive Scale: I. Development, use, and reliability. Arch Gen Psychiatry 46:1006–1011.
Grabe HJ, Parschau A, Thiel A, Kathmann N, Boerner R, Hoff P, Freyberger HJ (2002) Das AMDP-Modul zur Erfassung von Zwangssymptomen: 2. Version. Fortschritte Neurol Psychiatr 70:227–233.
Hand I, Büttner-Westphal H (1991) Die Yale-Brown Obsessive Compulsive Scale (Y-BOCS): Ein halbstrukturiertes Interview zur Beurteilung des Schweregrades von Denk- und Handlungszwängen. Verhaltenstherapie 1:223–225.
Jacobsen D, Kloss M, Fricke S, Hand I, Moritz S (2003) Reliabilität der deutschen Version der Yale-Brown Obsessive Compulsive Scale. Verhaltenstherapie 13:111–113.

Janowitz D, Grabe HJ, Ruhrmann S, Ettelt S, Buhtz F, Hochrein A, Schulze-Rauschenbach S, Meyer K, Kraft S, Ferber C, Pukrop R, Freyberger HJ, Klosterkötter J, Falkai P, John U, Maier W, Wagner M (2009) Early onset of obsessive-compulsive disorder and associated comorbidity. Depress Anxiety 26:1012–1017.

Klepsch R (1989) Das Hamburger Zwangsinventar: Entwicklung computerdialogfähiger Kurzformen: HZI-Kurzform (K) und HZI-Ultrakurzform (UK). Weinheim: Deutscher Studienverlag.

Klepsch R, Zaworka W, Hand I, Lünenschloß K, Jauernig G (1993) Hamburger Zwangsinventar - Kurzform (HZI-K). Weinheim: Beltz-Test.

Müller A, Crosby RD, Frost RO, Leidel B, Bleich S, Glaesmer H, Osen B, de Zwaan M (2009) Fragebogen zum zwanghaften Horten (FZH) – Validierung der deutschen Version des Saving Inventory-Revised. Verhaltenstherapie 19:243–250.

Phillips KA, Hollander E, Rasmussen SA, Aronowitz BR, DeCaria C, Goodman WK (1997) A severity rating scale for body dysmorphic disorder: Development, reliability, and validity of a modified version of the Yale-Brown Obsessive Compulsive Scale. Psychopharmacol Bull 33:17–22.

Ruscio AM, Stein DJ, Chiu WT, Kessler RC (2010) The epidemiology of obsessive-compulsive disorder in the National Comorbidity Survey Replication. Mol Psychiatry 15:53–63.

Sanavio E (1988) Obsessions and compulsions: the Padua Inventory. Behav Res Ther 26:169–177.

Schaible R, Armbrust M, Nutzinger DO (2001) Yale-Brown Obsessive Compulsive Scale: Sind Selbst- und Fremdrating äquivalent? Verhaltenstherapie 11:298–303.

Stangier U, Hungerbühler R, Meyer A, Wolter M (2000) Diagnostische Erfassung der Körperdysmorphen Störung. Eine Pilotstudie. Nervenarzt 71:876–884.

Steketee G, Frost R, Bogart K (1996) The Yale-Brown Obsessive Compulsive Scale: Interview versus self-report. Behav Res Ther 34:675–684.

Stengler-Wenzke K, Beck M, Holzinger A, Angermeyer MC (2004) Stigma experiences of patients with obsessive compulsive disorders. Fortschr Neurol Psychiatr 72:7–13.

Van Oppen P, Hoekstra RJ, Emmelkamp PM (1995) The structure of obsessive-compulsive symptoms. Behav Res Ther 33:15–23.

Wahl K, Kordon A, Kuelz KA, Voderholzer U, Hohagen F, Zurowski B (2010) Obsessive-Compulsive Disorder (OCD) is still an unrecognised disorder: A study on the recognition of OCD in psychiatric outpatients. Eur Psychiatry 25:374–377.

Zaworka W, Hand I, Lünenschloss K, Jauernig G (1983) Hamburger Zwangsinventar (HZI). (1.Aufl.). Göttingen: Beltz-Test.

15 Diagnostik bei dissoziativen Störungen

Carsten Spitzer, Rolf-Dieter Stieglitz und Harald J. Freyberger

15.1 Einleitung

Dissoziation kann gleichermaßen als (Bewusstseins-)Zustand, als Persönlichkeitsdisposition im Sinne einer Dissoziationsneigung, als Sammelbezeichnung für eine heterogene Gruppe psychopathologischer Merkmale sowie als psychophysiologische Antwort auf traumatische Erfahrungen oder als intrapsychischer Abwehrmechanismus verstanden werden. Für die psychometrische Diagnostik müssen diese vielfältigen und keineswegs deckungsgleichen Bedeutungsfelder sinnvoll eingegrenzt werden. Daher erscheint es ratsam, Dissoziation mit dem DSM-5 als Desintegration »oder Unterbrechung der normalen Integration von Bewusstsein, Gedächtnis, Identität, Emotionen, Wahrnehmung, Körperbild, Kontrolle motorischer Funktionen und Verhalten« zu operationalisieren (APA 2015, S. 397). Phänomenologisch sind dissoziative Symptome und Syndrome sehr heterogen:

- Veränderungen in der qualitativen Bewusstseinslage, z. B. Einengungen des Bewusstseinsfeldes wie in Trance
- Amnesien, die das autobiografische Gedächtnis betreffen und bei denen persönlich relevantes Material nicht erinnert wird
- Depersonalisation und Derealisation
- verändertes Raum- und Zeiterleben
- gestörtes Identitätsgefühl
- körperliche Phänomene wie Analgesie oder Bewegungsstörungen

Obwohl das DSM-5 die Körpersymptome im Bereich von Sensorik, Sensibilität und Motorik explizit aufführt und davon ausgeht, dass praktisch jede psychische Funktion von Dissoziation betroffen sein kann, werden diese Auffälligkeiten auf kategorialer Ebene als Konversionsstörungen konzipiert und unter den somatoformen Störungen gelistet. Hingegen versteht die ICD-10 die Begriffe Dissoziation und Konversion quasi synonym und zählt psychogene Störungen mit einer pseudoneurologischen Körpersymptomatik zu den dissoziativen Störungen. Auf der Ebene kategorialer Diagnosen ist es also sinnvoll, zwischen *dissoziativen Bewusstseinsstörungen* und *Konversionsstörungen* zu unterscheiden, wobei der Überschneidungsbereich groß ist. Zur Gruppe der dissoziativen Bewusstseinsstörungen werden die Amnesie, die Fugue, der Stupor, Trance- und Besessenheitszustände, das Ganser-Syndrom und die multiple Persönlichkeitsstörung (die analog zum DSM-5 besser als dissoziative Identitätsstörung bezeichnet werden sollte) gerechnet.

Sowohl auf der dimensionalen Symptom- als auch auf der kategorialen Störungsebene beziehen die meisten Kliniker und Wissenschaftler Dissoziation ganz überwiegend auf psychische Phänomene und Prozesse. Daher wird hier auf diesen Aspekt fokussiert. Erwähnt sei jedoch der *Somatoform Dissociation Questionnaire* (SDQ), der sich in seiner theoretischen Fundierung auf das Janetsche Konzept körperlicher Symptomatik im Kontext dissoziativer Psychopathologie bezieht (Nijenhuis et al. 1996).

15.2 Stellenwert der Diagnostik

Testpsychologische Verfahren spielen in der Diagnostik dissoziativer Symptome und Störungen insofern eine besonders wichtige Rolle, als dass Dissoziation sich in erster Linie im subjektiven Erleben vollzieht und somit kaum, wenn überhaupt, beobachtbar ist. Die Betroffenen suchen häufig die Psychotherapie nicht primär wegen ihrer dissoziativen Erlebnisse auf, sondern wegen damit assoziierter Probleme. Sie berichten ihre dissoziativen Phänomene meist nicht spontan. Zudem fällt es ihnen meist sehr schwer, ihr Erleben und ihre Symptome zu beschreiben. Daher sind viele von ihnen erleichtert, wenn ihnen in Selbstbeurteilungsinstrumenten ihre Erfahrungen ausformuliert begegnen oder sie im Rahmen eines Interviews danach gefragt werden. Es sollte Standard sein, bei der psychopathologischen Befunderhebung orientierend nach Dissoziation zu fragen; dafür eigenen sich gut die Einstiegsfragen des SKID-D (Gast et al. 2000; siehe unten).

Besteht der Verdacht auf eine dissoziative Störung oder wird diese differenzialdiagnostisch erwogen, empfiehlt sich der Einsatz von etablierten Messinstrumenten. Dabei können zunächst Verfahren zur dimensionalen Erfassung dissoziativer Symptome als Screening genutzt werden. Liegen auffällige Werte vor oder ist der klinische Verdacht so eindeutig, bietet sich die Durchführung von Interviews an, die eine Diagnosesicherung erlauben.

Dissoziative Symptome zählen auch zu den diagnostischen Kriterien der akuten Belastungsreaktion, der posttraumatischen Belastungsstörung (PTBS) und der Borderline-Persönlichkeitsstörung. Gerade bei der PTBS spielt Dissoziation eine prominente Rolle. Daher kann es auch bei diesen Erkrankungen sinnvoll sein, das Ausmaß von Dissoziation zu quantifizieren und im Verlauf einer Psychotherapie darzustellen. Als häufige Begleitsymptomatik findet sich Dissoziation auch bei vielen anderen psychischen Erkrankungen. Auch hier kann deren Erfassung aus zwei Gründen wichtig sein:

- Dissoziative Phänomene gelten als klinischer Indikator für (biografisch frühe) Realtraumatisierungen, die ihrerseits ätiopathogenetisch und für die Behandlungsplanung relevant sind.
- Je ausgeprägter die dissoziativen Phänomene zu Behandlungsbeginn, desto wahrscheinlicher ist es, dass die Betroffenen nur bedingt oder gar nicht von einer Psychotherapie profitieren oder früher bzw. häufiger Rückfälle erleiden. Dies liegt daran, dass in dissoziativen Zuständen nicht gelernt werden kann bzw. keine neuen Erfahrungen gemacht werden können. Daher ist es gerade bei therapieresistenten Patienten – unabhängig von deren Diagnosen – immer ratsam, Dissoziation zu untersuchen. Falls diese den Behandlungsfortschritt behindert, muss sie primär behandelt werden.

Für die dimensionale Erfassung dissoziativer Symptome können drei Ansätze innerhalb der Selbstbeurteilungsinstrumente unterschieden werden: Die meisten Verfahren bilden die allgemeine Dissoziationsneigung im Sinne einer Persönlichkeitsdisposition (Trait) ab. Daher verzichten sie auch auf die Angabe eines definierten Erhebungszeitraums. Einige Fragebögen erfassen einen bestimmten Zeitraum (z. B. 7 Tage) und sind damit insbesondere für Verlaufsmessungen geeignet. Wiederum andere Instrumente fokussieren auf den aktuellen Zustand (State) und werden vorrangig zu Forschungszwecken eingesetzt. Diese unterschiedlichen Zielstellungen sind bei der Auswahl eines für die eigene Fragestellung angemessenen Verfahrens zu berücksichtigen.

15.3 Verfahren

Hier werden nur die Instrumente erwähnt, die ausschließlich auf das Konstrukt der Dissoziation abzielen. Verfahren, die auch andere Syndrome oder Störungen erfassen, werden ebenso wenig erläutert wie jene, die nur einen Teilbereich dissoziativer Symptome abbilden wie z. B. die *Cambridge Depersonalisation Scale* (CDS) oder solche, die dissoziative Symptome im Kontext anderer Konstrukte wie z. B. der Borderline-Persönlichkeitsstörung untersuchen. Ebenso wenig werden Fragebögen, die im deutschsprachigen Raum bisher nur sehr begrenzt Anwendung gefunden haben, vorgestellt. Dazu gehören der *Questionnaire of Experiences of Dissociation* (QED), das *Multidimensional Inventory of Dissociation* (MID) und der *Peritraumatic Dissociative Experience Questionnaire* (PDEQ) (vgl. Spitzer et al. 2015b).

15.3.1 Diagnostische Interviews

Das *Strukturierte Interview für Dissoziative Störungen* (SKID-D; Gast et al. 2000), dessen Originalversion von der American Psychiatric Association (APA) herausgegeben und empfohlen wird, ist ein semi-strukturiertes Interview und gilt als Goldstandard für die klassifikatorische Diagnostik dissoziativer Bewusstseinsstörungen. In fünf Sektionen werden detailliert Auftreten, zeitlicher Verlauf und Schweregrad von Amnesien, Derealisation, Depersonalisation, Identitätskonfusion und Identitätswechsel erfragt. Abschließend wird beurteilt, ob der Proband während der Exploration dissoziationstypische Verhaltensauffälligkeiten geboten hat (z. B. tranceähnliche Zustände). Klare Schweregraddefinitionen und Syndromprofile verschiedener dissoziativer Störungen erleichtern die Auswertung. Das Interview besteht aus insgesamt 250 Fragen und erreicht sehr befriedigende Reliabilitäts- und Validitätswerte (Gast et al. 2000; Steinberg 2000).

Die *Dissociative Disorder Interview Schedule* (DDIS) ist ein halbstrukturiertes Interview, das deutschsprachig als *Strukturierter Interviewleitfaden zur Diagnose dissoziativer Störungen* (SIDDS) vorgelegt wurde (Overkamp 2005). Es konzentriert sich neben der exakten Erfassung der dissoziativen Störungen auf wichtige Differenzialdiagnosen wie etwa Schizophrenien oder Borderline-Persönlichkeitsstörungen. Darüber hinaus wird nach körperlichen Beschwerden, früheren psychischen Störungen, Symptomen ersten Ranges nach Schneider und biografisch frühen Missbrauchserfahrungen gefragt. Sowohl das Original als auch die deutsche Version weisen befriedigende Reliabilitäts- und Validitätsparameter auf (Ross et al. 1990).

Das in Deutschland entwickelte *Heidelberger Dissoziations-Inventar* (HDI; Brunner et al. 1999) umfasst einen Screening-Fragebogen sowie ein Interview, jeweils in einer Version für Erwachsene und Jugendliche. Der Fragebogen (Skala dissoziativen Erlebens; SDE) basiert auf zwei gut etablierten amerikanischen Selbstbeurteilungsinstrumenten; das strukturierte Interview orientiert sich im Aufbau an den Forschungskriterien der ICD-10 und erfasst mittels 77 Fragen zehn Störungsbereiche. Das Verfahren weist gute teststatistische Parameter auf.

15.3.2 Fremdbeurteilungsverfahren

Die Checkliste *AMDP-Modul zu Dissoziation und Konversion* (AMDP-DK) wurde ebenfalls in Deutschland entwickelt und ist als Zusatzmodul des AMDP-Systems konzipiert. Sie zielt auf eine qualitative und quantitative Erfassung von 24 dissoziativen Symptomen entsprechend der ICD-10, sodass auch Konversionssymptome sowie sechs assoziierte Merkmale abgebildet werden. Die Checkliste erlaubt eine zeitökonomische Anwendung, die Nutzung aller verfügbaren Informationen und deren Bewertung durch einen Experten. Damit ist sie für den klinischen Alltag praktikabler als Interviewverfahren. Die psychometrischen Kennwerte sind befriedigend (Spitzer et al. 2004b).

15.3.3 Selbstbeurteilungsverfahren

Im Folgenden werden die Selbstbeurteilungsverfahren hinsichtlich ihrer inhaltlichen Schwerpunkte dargestellt. Eine Übersicht über die deutschsprachig publizierten Fragebögen findet sich in der Tabelle 15.1.

Tab. 15.1: Übersicht über die Selbstbeurteilungsverfahren

Instrument	Kurztitel	Zeitraum	Items	Reliabilität	Validität
Dissociative Experiences Scale	DES	ohne	28	+++	+++
Fragebogen zu Dissoziativen Symptomen	FDS	ohne	44	+++	+++
Fragebogen zu Dissoziativen Symptomen, Kurzfassung	FDS-20	14 Tage	20	+++	+++
Dissociative Experiences Scale-Taxon	DES-T	ohne	8	+++	+++
Dissociation Questionnaire	DIS-Q	ohne	63	++	++
Dissoziations-Spannungs-Skala	DSS	7 Tage	22	++	++
Dissoziations-Spannungs-Skala akut	DSS-akut	aktuell	22	++	++
Dissoziations-Spannungs-Skala, Kurzfassung	DSS-4	aktuell	4	++	++

Die *Dissociative Experiences Scale* (DES; Bernstein und Putnam 1986) und die erweiterte deutsche Version *Fragebogen zu Dissoziativen Symptomen* (FDS; Spitzer et al. 2015b) sind die ersten Fragebögen zu dissoziativer Psychopathologie seit der Renaissance des Konstrukts. Sie stellen hinsichtlich klinischer und wissenschaftlicher Anwendung, psychometrischer Gütekriterien und internationaler Verbreitung den Goldstandard unter den Selbstbeurteilungsverfahren dar.

Die 28 Items wurden sowohl aus Interviews mit dissoziativ gestörten Patienten als auch aus Expertenvorschlägen generiert. Sie wurden so einfach wie möglich formuliert, um ein gutes Verständnis zu gewährleisten. Dabei wurden die entsprechenden Phänomene als allgemein mögliche Erlebnisweise dargestellt, indem die Items mit »Einige Menschen erleben gelegentlich, dass ...« eingeleitet werden. Die DES beginnt mit einer Instruktion, in der ausdrücklich darum gebeten wird, Episoden unberücksichtigt zu lassen, während derer die Person unter dem Einfluss von Alkohol, Drogen oder Medikamenten gestanden hat. Auf ein Zeitfenster wurde verzichtet, sodass die DES eher einen Trait im Sinne einer Dissoziationsneigung erfasst. Es wird die Häufigkeit dissoziativer Phänomene in drei übergeordneten Bereichen erfragt: absorptiv-imaginatives Erleben, dissoziative Amnesie und Depersonalisation/Derealisation. Die Antwortskala reicht von 0 % (nie) in 10-%-Schritten bis 100 % (immer). Für den FDS als deutsche Fassung wurden 16 Items ergänzt, um auch dissoziative Symptome gemäß der ICD-10 abzubilden. Umfassende teststatistische Analysen belegen, dass der FDS ähnlich gute Kennwerte aufweist wie die DES. Allerdings konnte die ursprünglich vorgeschlagene Faktorenlösung nur bedingt repliziert werden (Spitzer et al. 2015b). Um den FDS auch für die Verlaufsmessung nutzbar zu machen, wurde eine Kurzfassung mit 20 Items und einem Zeitfenster von 14 Tagen entwickelt (FDS-20; Spitzer et al. 2004a).

Aktuelle Weiterentwicklungen unterscheiden einen normalpsychologischen von einem pathologischen Typus dissoziativer Phänomene. Zu deren Erfassung hat sich eine acht Items umfassende Version der *Dissociative Experiences Scale*, die *DES-Taxon* (DES-T), etabliert. Auch die deutsche Version der DES-T hat gute teststatistische Parameter und stellt ein anwendungsökonomisches Verfahren dar (Spitzer et al. 2015a).

Der *Dissociation Questionnaire* (DIS-Q; Vanderlinden et al. 1993) stammt von einer niederländischen Arbeitsgruppe und umfasst 63 Items.

Die Itemkonstruktion basiert auf Aussagen von Patienten mit dissoziativen Störungen sowie einer Itemselektion aus bestehenden Fragebögen. Alle Items wurden an die soziokulturelle Situation in Europa angepasst und als »Ich-Aussagen« formuliert. Als Antwortformat wurde eine fünfstufige Likert-Skala gewählt, die von »gar nicht« bis »genau« reicht. Die teststatistischen Gütekriterien sind gut, auch für die deutsche Übersetzung. Allerdings konnte für diese die ursprünglich vorgeschlagene Faktorenstruktur mit den Dimensionen Identitätskonfusion, Kontrollverlust, Amnesie und Absorption nicht vollständig repliziert werden (Spitzer et al. 2008).

Die in Deutschland entwickelte *Dissoziations-Spannungs-Skala* (DSS) erfasst psychische und körperliche dissoziative Symptome und mit einem Zusatzitem das emotionale Erregungsniveau (Spannung) bezogen auf die letzten sieben Tage (Stiglmayr et al. 2010). Damit konzipiert die DSS Dissoziation als State und fokussiert auf die Verlaufsmessung. Die 21 Items stammen aus der DES bzw. dem SDQ und sind als »Ich-Aussagen« formuliert. Die Antworten sind auf einer elfstufigen Likert-Skala von 0 % (nie) in 10-%-Schritten bis 100 % (immer) angeordnet. Trotz der Absicht ein Verfahren für die Verlaufsmessung zu entwickeln, sind die bisherigen Befunde zur Änderungssensitivität der DSS inkonsistent (Stiglmayr et al. 2003; 2010). In einer anderen Version werden die Probanden gebeten, sich bei der Einschätzung auf ihr aktuelles Erleben zu beziehen (DSS-akut; Stiglmayr et al. 2003). Zudem wurde eine Ultrakurzform mit vier Items als DSS-4 vorgelegt, um aktuelle dissoziative Erfahrungen während neuropsychologischer Experimente zu erfassen (Stiglmayr et al. 2009). Alle drei Versionen des Fragebogens weisen günstige Gütekriterien auf.

15.4 Fazit und Perspektiven

Die Renaissance des Dissoziationskonstrukts hat zur Entwicklung differenzierter psychometrischer Instrumente geführt, die in ihrer Heterogenität die Komplexität des Konstrukts widerspiegeln. Für eine erste, orientierende diagnostische Einschätzung empfiehlt sich der Einsatz von Fragebögen wie etwa dem FDS; auffällige Ergebnisse können mittels ausführlicher Interviews, z. B. dem SKID-D, genauer untersucht werden und so zur Diagnosesicherung beitragen.

Für die Statusdiagnostik zu Beginn einer Psychotherapie ist – unabhängig von der kategorialen Diagnose – der Einsatz von Fragebögen ratsam. Bei der Auswahl eines geeigneten Instruments ist auf die jeweiligen inhaltlichen Schwerpunkte zu achten. Mögliche grundsätzliche methodische Probleme der Erfassung dissoziativer Phänomene werden an anderer Stelle erörtert (Spitzer et al. 2015b).

Den Fragebögen ist zu wünschen, dass zukünftig Norm- und Referenzwerte aus der Allgemeinbevölkerung vorgelegt werden, um diese besser für die Einzelfalldiagnostik nutzbar zu machen. Weiterentwicklungen werden sich zudem mit der Frage der Änderungssensitivität auseinandersetzen müssen. Bisherige Befunde sind uneinheitlich und werfen die Frage auf, in welchem Ausmaß und in welchen Zeiträumen Dissoziation psychotherapeutisch beeinflussbar ist bzw. wie gut dies mit den bisherigen Instrumenten abbildbar ist. Änderungssensitive Verfahren sind jedoch die Grundlage, um die Wirksamkeit von Behandlungsmethoden für Störungsbilder mit dissoziativer Symptomatik nachzuweisen bzw. zu präzisieren.

Abschließend bleibt festzuhalten, dass alle psychometrischen Instrumente bestenfalls so gut sind wie die Theorie, auf die sie sich beziehen. Umgekehrt beeinflussen auch die empirisch gewonnenen Erkenntnisse unsere Modelle von Dissoziation. Durch ein konstruktives Wechselspiel aus empirisch fundierter Forschung und konzeptuell-inhaltlichen Weiterentwicklungen wird das Dissoziationskonstrukt an Prägnanz und Relevanz gewinnen.

Literatur

American Psychological Association (2015) Diagnostisches und Statistisches Manual Psychischer Störungen DSM-5®. Deutsche Ausgabe herausgegeben von Falkai P, Wittchen HU. Hogrefe, Göttingen.
Bernstein EM, Putnam FW (1986) Development, reliability and validity of a dissociation scale. J Nerv Ment Dis 174:727–735.
Brunner RM, Resch F, Parzer P, Koch E (1999) Heidelberger Dissoziations-Inventar (HDI). Frankfurt/Main: Swets Test Services.

Gast U, Zündorf F, Hofmann A (2000) Strukturiertes Klinisches Interview für DSM-IV Dissoziative Störungen (SKID-D). Göttingen: Hogrefe.

Nijenhuis ERS, Spinhoven P, Van Dyck R, Van Der Hart O, Vanderlinden J (1996) The development and psychometric characteristics of the Somatoform Dissociation Questionnaire (SDQ-20). J Nerv Ment Dis 184:688–694.

Overkamp B (2005) Differentialdiagnostik der dissoziativen Identitätsstörung (DIS) in Deutschland – Validierung der Dissociative Disorders Interview Schedule (DDIS). Dissertation, LMU München.

Ross CA, Miller SD, Reagor P, Bjornson L, Fraser GA, Anderson G (1990) Structured interview data on 102 cases of multiple personality disorder from four centers. Am J Psychiatry 147:596–601.

Spitzer C, Mestel R, Klingelhöfer J, Gänsicke M, Freyberger HJ (2004a) Screening und Veränderungsmessung dissoziativer Psychopathologie: Psychometrische Charakteristika der Kurzform des Fragebogens zu Dissoziativen Symptomen (FDS-20). Psychother Psychosom Med Psychol 54:165–172.

Spitzer C, Wrede KH, Freyberger HJ (2004b) Das AMDP-Modul zu Dissoziation und Konversion (AMDP-DK): Entwicklung einer Checkliste und erste Befunde zu ihren psychometrischen Charakteristika. Fortschr Neurol Psychiatr 72:404–410.

Spitzer C, Barnow S, Skoeries B, Brandl S, Freyberger HJ, Grabe HJ (2008) Psychometrische Charakteristika der deutschen Version des Dissociation Questionnaire (DIS-Q). Trauma & Gewalt 2:20–29.

Spitzer C, Freyberger HJ, Brähler E, Beutel M, Stieglitz RD (2015a) Teststatistische Überprüfung der Dissociative Experiences Scale-Taxon (DES-T). Psychother Psychosom Med Psychol 65:134–139.

Spitzer C, Stieglitz RD, Freyberger HJ (2015b) Der Fragebogen zu Dissoziativen Symptomen (FDS) (3. Aufl.). Bern: Huber.

Steinberg M (2000) Advances in the clinical assessment of dissociation: the SCID-D-R. Bull Menn Clin 64:146–163.

Stiglmayr CE, Braakmann D, Haaf B, Stieglitz RD, Bohus M (2003) Entwicklung und psychometrische Charakteristika der Dissoziations-Spannungs-Skala akut (DSS-akut). Psychother Psychosom Med Psychol 53:287–294.

Stiglmayr CE, Schmahl C, Bremner JD, Bohus M, Ebner-Priemer U (2009) Development and psychometric characteristics of the DSS-4 as a short instrument to assess dissociative experience during neuropsychological experiments. Psychopathology 42:370–374.

Stiglmayr CE, Schimke P, Wagner T, Braakmann D, Schweiger U, Sipos V, Fydrich T, Schmahl C, Ebner-Priemer U, Kleindienst N, Bischkopf J, Auckenthaler A, Kienast T (2010) Development and psychometric characteristics of the Dissociation Tension Scale. J Pers Assess 92:269–277.

Vanderlinden J, Van Dyck R, Vandereycken W, Vertommen H, Verkes RJ (1993) The Dissociation Questionnaire (DIS-Q). Development and characteristics of a new self-report questionnaire. Clin Psychol Psychother 1:21–27.

16 Diagnostik bei Essstörungen

Beate Steinfeld, Anika Bauer, Andrea S. Hartmann und Silja Vocks

16.1 Einleitung

Essstörungen verlässlich erkennen sowie ihre Symptome und assoziierten Auffälligkeiten identifizieren, quantifizieren bzw. dimensional erfassen zu können gehört zum Standard in klinischer Forschung und Praxis. Die dabei gewonnenen diagnostischen Befunde sind u. a. relevant für die Diagnosestellung, Therapieplanung und Qualitätssicherung (Vocks et al. 2005). Um eine Diagnostik auf qualitativ hohem Niveau zu gewährleisten, wurde eine mittlerweile umfangreiche Anzahl von Messverfahren entwickelt, mit deren Hilfe im Rahmen des diagnostischen Prozesses die unterschiedlichen Komponenten der Essstörungen erfasst werden können. Das Ziel des vorliegenden Kapitels liegt darin, über diejenigen Verfahren einen Überblick zu geben, die für die klinische Praxis relevant sind, teststatistisch überprüft und von hinreichender psychometrischer Güte sind sowie international Verbreitung gefunden haben. Dabei wird auf Messinstrumente zur Diagnostik von Anorexia nervosa, Bulimia nervosa und der Binge-Eating-Störung eingegangen. Weiterführende Hinweise finden sich bei Tuschen-Caffier et al. (2005) sowie bei Schweiger et al. (2010).

16.2 Verfahren

16.2.1 Diagnostische Interviews

Für den deutschsprachigen Raum liegen zwei evaluierte, strukturierte klinische Interviews vor, die weiterführende therapierelevante Informationen über Essstörungen bei Erwachsenen erheben: das *Eating Disorder Examination* (EDE; Hilbert und Tuschen-Caffier 2016a) und das *Strukturierte Interview für Anorektische und Bulimische Essstörungen nach DSM-IV und ICD-10 zur Expertenbeurteilung* (SIAB-EX; Fichter und Quadflieg 2001). Beides sind strukturierte Experteninterviews, die die essstörungsspezifische Psychopathologie abfragen. Dabei erfasst das EDE u. a. gezügeltes Essen und Gewichtssorgen, während das SIAB-EX neben der Essstörungssymptomatik (z. B. bulimische Symptome) – im Unterschied zum EDE – zusätzlich weitere, häufig komorbid auftretende Schwierigkeiten wie z. B. depressive Symptomatik und Ängste abfragt. Darüber hinaus wird bei beiden Interviews die Quantifizierung sowie die differenzialdiagnostische Einordnung von Anorexia nervosa, Bulimia nervosa und Binge-Eating-Störung nach DSM und ICD ermöglicht. Dabei wurde das EDE bereits an die Kriterien des DSM-5 (American Psychiatric Association 2013) angepasst. Ergänzend wurde das *Eating Disorder Examination für Kinder* (ChEDE; Hilbert 2016a) als eine kindgerechte Version des EDE entwickelt, indem u. a. Sprach- und Strukturanpassungen vorgenommen wurden.

16.2.2 Selbstbeurteilungsverfahren

Neben den strukturierten klinischen Interviews kommen im Rahmen einer umfassenden Diagnostik von Essstörungen auch die oft ökonomischeren Selbstbeurteilungsverfahren zum Einsatz. Im Folgenden werden zunächst Inventare zur Erhebung der allgemeinen Essstörungspathologie und anschließend Instrumente zur Erfassung der Änderungsmotivation sowie Methoden zur Diagnostik des Körperbildes vorgestellt.

Allgemeine Essstörungspathologie

Für die beiden oben dargestellten essstörungsspezifischen strukturierten Interviews EDE und SIAB-EX wurden jeweils Selbstbeurteilungsverfahren entwickelt und validiert. Der *Eating Disorder Examination-Questionnaire* (EDE-Q; Hilbert und Tuschen-Caffier 2016b) ebenso wie seine Kurzversion, der *Eating Disorder Examination-Questionnaire 8* (Kliem et al. 2015), haben zum Ziel, die Psychopathologie der Essstörungen bei Erwachsenen und Jugendlichen zu erfassen. Analog zu der Erwachsenen-Version des EDE stellt der *Eating Disorder Examination-Questionnaire für Kinder* (ChEDE-Q; Hilbert 20016b) – beruhend auf dem Essstörungsinterview ChEDE – eine für Kinder und Jugendliche adaptierte Version des Essstörungsfragebogens EDE-Q dar. Darüber hinaus ist das *Strukturierte Inventar für Anorektische und Bulimische Essstörungen zur Selbsteinschätzung* (SIAB-S; Fichter und Quadflieg 2001) ein in Anlehnung an das SIAB-EX entwickeltes Selbstauskunftsinventar.

Als ein Fragebogen, der unabhängig von einem Interview konzipiert wurde, misst das *Eating Disorder Inventory-2* (EDI-2; Paul und Thiel 2005) die Psychopathologie der Anorexia und Bulimia nervosa. Indem es kognitive und behaviorale Dimensionen von Essstörungen misst, die für die Entstehung und Aufrechterhaltung der Pathologie potentiell relevant sind, geht es über die rein symptomatische Beschreibung der Diagnosekriterien hinaus. Für den EDI-2 liegen eine Lang- und eine Kurzform vor. Beide Versionen des EDI-2 erheben u. a. Schlankheitsstreben und Angst vor dem Erwachsenwerden. Die Langform beinhaltet darüber hinaus u. a. die Bereiche Askese und Impulsregulation. Für den englischen Sprachraum existiert die erweiterte und überarbeitete Version, der *Eating-Disorder-Inventory-3* (EDI-3; Garner 2004).

Deutlich kürzer als der EDI-2 ist die *Weight Concerns Scale* (WCS; Grund 2003). Sie wird als Screeninginstrument zur Identifikation von Personen eingesetzt, die mit erhöhter Wahrscheinlichkeit eine Essstörung entwickeln. Die WCS erfasst Risikofaktoren, die die Entwicklung von Essstörungen begünstigen, z. B. die Angst vor Gewichtszunahme. Ein weiterer sehr ökonomischer Selbstauskunftsfragebogen ist die *Anorexie-Angst-Skala* (AAS; Schulze und Keller 2009). Sie kann ebenfalls als Screeninginstrument eingesetzt werden, um v. a. gewichtsassoziierte Angst zu identifizieren.

Selbstbeurteilungsverfahren stoßen insbesondere bei der Diagnostik junger Patientinnen mit Essstörungen an ihre Grenzen, da Kindern und Jugendlichen oftmals ihre eigene Symptomatik nicht zugänglich ist, bzw. da sie versuchen, ihre Erkrankung zu verbergen (Vandereycken und van Humbeeck 2008). Aus diesem Grund bezieht die *Anorectic Behavior Observation Scale* (ABOS; Salbach-Andrae et al. 2009) die Eltern bzw. Bezugspersonen in die Erhebung der Essstörungssymptome von Kindern und Jugendlichen (im Alter zwischen 12 und 18 Jahren) ein, wodurch ein möglichst realistischer Eindruck der Symptomatik der Kinder bzw. Jugendlichen gewonnen werden soll. Um das Essverhalten des Kindes zu erfassen, wird z. B. nach Zweifeln bezüglich Gewicht und Figur sowie nach Hyperaktivität gefragt. Eine deutschsprachige Kurzform des ABOS mit dem Namen *Eating and Activity Questionnaire for Parents* (EAQP; Thiels und Schmitz 2009) kann als ökonomische Variante zum Screening elterlicher Einschätzung der Essstörungssymptome ihrer Kinder eingesetzt werden.

Während die bisher aufgeführten Instrumente zur Erfassung der Essstörungspathologie versuchen, die gesamte Symptomatik möglichst umfassend abzubilden, konzentrieren sich andere Fragebögen auf ausgewählte Teilbereiche der Essstörungssymptomatik wie z. B. auf die kognitive oder die behaviorale Komponente. Der *Fragebogen zur Erfassung dysfunktionaler Kognitionen bei Essstörungen* (FEDK; Legenbauer et al. 2007b) hat die Erhebung dysfunktionaler essstörungsspezifischer Gedanken zum Ziel, da diese einen wichtigen Faktor für Entstehung und Aufrechterhaltung von Essstörungen darstellen. Dabei erhebt er verschiedene Inhaltsbereiche der Kognitionen von Patientinnen mit Essstörungen, z. B. den Selbstwert.

Im Unterschied zum FEDK fokussiert der *Eating Attitudes Test* (EAT) diverse Verhaltensweisen, die mit der Anorexia nervosa assoziiert sind (z. B. restriktives Essverhalten). Es liegen verschiedene deutschsprachige Versionen vor, z. B. eine von Rathner und Rainer (1997; Tuschen-Caffier et al. 2005) sowie das ökonomische Screeninginstrument EAT-13 (Richter et al. 2014), das die frühzeitige Identifikation pathologischen Essverhaltens ermöglicht. Ein Instrument, das Essverhalten störungsunabhängig abfragt, ist der *Fragebogen zum Essverhalten* (FEV; Pudel und Westenhöfer 1989).

Änderungsmotivation

Da Patientinnen mit Essstörungen häufig bezüglich der Veränderung ihrer Symptomatik ambivalent sind und dies den Therapieverlauf erheblich beeinträchtigen kann (Hötzel et al. 2013), empfiehlt es sich, die *Änderungsmotivation* der Patientinnen systematisch zu erfassen. Ein Fragebogen, der essstörungsspezifisch die motivationale Lage für verschiedene Symptombereiche sowohl bei der Anorexia als auch der Bulimia nervosa erfragt, ist der *Stages of Change Questionnaire for Eating Disorders* (SOCQ-ED; von Brachel et al. 2012). Alternativ kann der *Fragebogen zur Erfassung der Veränderungsbereitschaft* (FEVER; Hasler et al. 2003) genutzt werden, der störungsübergreifend Änderungsbereitschaft bei komplexem Problemverhalten erhebt.

Körperbildstörungen

Die *Störung des Körperbildes* ist ein zentrales Merkmal der Essstörungspathologie (Vocks und Legenbauer 2010). Sie umfasst vier Komponenten – eine kognitive, eine affektive, eine perzeptive und eine behaviorale (Cash 2004), zu deren Erfassung diverse Messinstrumente vorliegen.

Der *Fragebogen zum Figurbewusstsein* (FFB; Pook et al. 2002) erfasst die Figurunzufriedenheit und somit v. a. die kognitive und affektive Komponente der Körperbildstörung. Im Unterschied zum FFB misst der *Multidimensional Body-Self-Relations Questionnaire* (MBSRQ; Vossbeck-Elsebusch et al. 2014) die kognitive und affektive Körperbildkomponente mehrdimensional. Neben der Körperunzufriedenheit, die bei dem MBSRQ z. B. durch Items zur Bewertung des eigenen Aussehens erfasst wird, misst der MBSRQ so auch u. a. die Sorge, übergewichtig zu werden. Neben dem FFB und dem MBSRQ liegen drei Messinstrumente vor, die störungsübergreifend – also nicht essstörungsspezifisch – die affektive und die kognitive Dimension des Körperbilds erfassen, und zwar der *Fragebogen zum Körperbild* (FKB-20), der *Fragebogen zur Beurteilung des eigenen Körpers* (FBeK) und die *Frankfurter Körperkonzeptskalen* (FKKS).

Körperbezogenes Kontrollverhalten als behaviorale Manifestation einer Körperbildstörung, wie z. B. das Kneifen in den eigenen Bauch, kann mit Hilfe des *Body Checking Questionnaire* (BCQ; Vocks et al. 2008) erfasst werden. Im Gegensatz zum BCQ werden bei der *Body Checking Cognitions Scale* (BCCS; Neubauer et al. 2010) zusätzlich die dem Kontrollverhalten zugrundeliegenden Kognitionen erfasst. Während sich der BCQ und die BCCS im Rahmen der behavioralen Körperbildkomponente auf das körperbezogene Kontrollverhalten konzentrieren, erhebt der *Body Image Avoidance Questionnaire* (BIAQ; Legenbauer et al. 2007a) körperbezogenes Vermeidungsverhalten wie z. B. die Vermeidung körperlicher Intimität. Er beinhaltet u. a. Fragen nach sozialen Aktivitäten sowie nach essensbezogenem Kontrollverhalten.

16.3 Fazit und Perspektiven

Trotz der Vielfalt gut evaluierter deutschsprachiger Verfahren existieren nach wie vor relevante englischsprachige Messverfahren, die bisher nicht in einer validierten deutschsprachigen Version vorliegen (z. B. *Eating Disorder Diagnostic Scale* EDDS; Stice et al. 2004). Weiterer Forschungsbedarf resultiert aus der Umstellung von der vierten auf die fünfte Revision des Diagnostischen und Statistischen Manuals Psychischer Störungen (Falkei und Wittchen 2015) sowie aus der bevorstehenden Entwicklung des ICD-11. So steht eine Anpassung derjenigen Messinstrumente, die der klassifikatorischen Diagnostik dienen, an die veränderten Diagnosekriterien wie auch die Berücksichtigung neu aufgenommener Diagnosen (Binge-Eating-Störung; Fütterstörungen) an. Für den deutschen Sprachraum wurde dies bereits im Rahmen einer Aktualisierung des EDE (Hilbert und Tuschen-Caffier 2016a), ChEDE (Hilbert 2016a), EDE-Q (Hilbert und Tuschen-Caffier 2016b) und ChEDE-Q (Hilbert 2016b) umgesetzt. Wie in der klinischen Diagnostik allgemein, so ist auch im Bereich der Essstörungsdiagnostik ein weiteres Entwicklungsprojekt die Konstruktion von Inventaren, die gewinnbringend computergestützt anwendbar sind. Durch Digitalisierung könnte die Handhabkeit und Akzeptanz von z. B. strukturierten Interviews in der klinischen Praxis verbessert und damit auch die Qualität von Diagnosestellungen erhöht werden. Für den englischen Sprachraum bietet dies bereits das EDA-5. Darüber hinaus resultiert weiterer Forschungsbedarf aus dem Mangel an ausreichend validierten kindgerechten Erhebungsverfahren. Eine psychometrische Überprüfung und gegebenenfalls eine sprachliche wie auch inhaltliche Anpassung derjenigen Instrumente, die aktuell bereits bei dieser Zielgruppe eingesetzt werden, sind dringend notwendig.

Literatur

American Psychiatric Association (2013) Diagnostic and statistical manual of mental disorders, Fifth Edition (DSM-5). Arlington: American Psychiatric Pub.

Brachel R von, Hötzel K, Schlossmacher L, Hechler T, Kosfelder J, Rieger E, Rüddel H, Braks K, Huber TJ, Vocks S (2012) Enrwicklung und Validierung einer deutschsprachigen Skala zur Erfassung der Veränderungsmotivation bei Essstörungen – The Stages of Change Questionnaire for Eating Disorders (SOCQ-ED). Psychotherapie Psychosomatik medizinische Psychologie 62:450–455.

Cash TF (2004) Body image: past, present, and future. Body Image 1:1–5.

Falkai P, Wittchen H-U (2015) Diagnostisches und Statistisches Manual Psychischer Störungen DSM-5. Göttingen: Hogrefe.

Fichter M, Quadflieg N (2001) Das strukturierte Inventar für anorektische und bulimische Essstörungen nach DSM-IV und ICD-10 zur Expertenbeurteilung (SIAB-EX) und dazugehöriger Fragebogen zur Selbsteinschätzung (SIAB-S). Verhaltenstherapie 11:314–325.

Garner DM (2004) Eating Disorder Inventory-3 (EDI-3). Professional Manual. Psychological Assessment Resources.

Grund K (2003) Validierung der Weight Concerns Scale zur Erfassung von Essstörungen. Unveröffentl. Dissertation, Universität Trier.

Hasler G, Klaghofer R, Buddeberg C (2003) Fragebogen zur Erfassung der Veränderungsbereitschaft (FEVER). Psychother Psychosom Med Psychol 53:406–411.

Hilbert A, Tuschen-Caffier B (2016a) Eating Disorder Examination; Deutschsprachige Übersetzung. Tübingen: dgvt-Verlag.

Hilbert A, Tuschen-Caffier B (2016b) Eating Disorder Examination-Questionnaire; Deutschsprachige Übersetzung. Tübingen: dgvt-Verlag.

Hilbert A (2016a) Eating Disorder Examination für Kinder; Deutschsprachige Übersetzung. Tübingen: dgvt-Verlag.

Hilbert A(2016b) Eating Disorder Examination-Questionnaire für Kinder; Deutschsprachige Übersetzung. Tübingen: dgvt-Verlag.

Hötzel K, von Brachel R, Schlossmacher L, Vocks S (2013) Assessing motivation to change in eating disorders: a systematic review. J Eat Disord 1:38.

Kliem S, Moßle T, Zenger M, Strauß B, Brähler E, Hilbert A (2015) The Eating Disorder Examination Questionnaire 8: A Brief Measure of Eating Disorder Psychopathology (EDE-Q8). Int J Eat Disord.

Legenbauer T, Vocks S, Schütt-Strömel S (2007a) Validierung einer deutschsprachigen Version des Body Image Avoidance Questionnaire BIAQ. Diagnostica 53:218–225.

Legenbauer T, Vocks S, Schütt-Strömel S (2007b) Dysfunktionale Kognitionen bei Essstörungen: Welche Inhaltsbereiche lassen sich unterscheiden? Z Klin Psychol Psychother 36:207–215.

Neubauer K, Bender C, Tuschen-Caffier B, Svaldi J, Blechert J (2010) Erfassung dysfunktionaler Kognitionen zum Body Checking. Eine deutschsprachige Version der Body Checking Cognitions Scale (BCCS). Z Klin Psychol Psychother 39:251–260.

Paul T, Thiel A (2005) Eating Disorder Inventory-2 (EDI-2). Deutsche Version. Manual. Göttingen: Hogrefe.

Pook M, Tuschen-Caffier B, Stich N (2002) Evaluation des Fragebogens zum Figurbewusstsein (FFB, deutsche Version des Body Shape Questionnaire). Verhaltenstherapie 12:116–124.

Pudel V, Westenhöfer J (1989) Fragebogen zum Essverhalten (FEV). Göttingen: Hogrefe.

Rathner G, Rainer B (1997) Normen für das Anorexia-nervosa-Inventar zur Selbstbeurteilung bei weiblichen Adoleszenten der Risikogruppe für Essstörungen. Z Klin Psychol Psychother 45:302–318.

Richter F, Brähler E, Strauß B, Berger U (2014) Faktoranalyse einer Kurzversion des Eating Attitudes Tests (EAT-13) und Prävalenzen gestörten Essverhaltens in einer repräsentativen deutschen Bevölkerungsstichprobe. Z Psychosom Med Psychother 64:465–471.

Salbach-Andrae H, Klinkowski N, Holzhausen M, Frieler K, Bohnekamp I, Thiels C, Bender C, Vandereycken W (2009) The German version of the Anorectic Behavior Observation Scale (ABOS). Eur Child Adolesc Psychiatry 18:321–325.

Schulze UME, Keller F (2009) Entwicklung eines Fragebogens zur gewichtsassoziierten Angst bei der Anorexia nervosa. Z Kinder Jugendpsychiatr Psychother 37:195–202.

Schweiger U, Salbach-Andrae H, Hagenah U, Tuschen-Caffier B (2010) Diagnostik von Essstörungen. In: DGPM, DKPM (Hrsg.) S3-Leitlinien. Diagnostik und Therapie von Essstörungen. Das Portal der wissenschaftlichen Medizin. S. 33–58.

Stice E, Fisher M, Martinez E (2004) Eating disorder diagnostic scale: additional evidence of reliability and validity. Psychol Assess 16:60–71.

Thiels C, Schmitz GS (2009) Einschätzung kindlichen Essverhaltens durch die Eltern mit einer Kurzform der Anorectic Behaviour Observation Scale. Z Kinder Jugendpsychiatr Psychother 37:525–534.

Tuschen-Caffier B, Pook M, Hilbert A (2005) Diagnostik von Essstörungen und Adipositas. Göttingen: Hogrefe.

Vandereycken W, Van Humbeeck I (2008) Denial and concealment of eating disorders: a retrospective survey. Eur Eat Disord Rev 16:109–114.

Vocks S, Joormann J, Michalak J, Kosfelder J, Meyer F (2005) Diagnostik und Erfolgsmessung in der ambulanten Psychotherapie – Ein Vorschlag. In: Kosfelder J, Michalak J, Vocks S, Willutzki U (Hrsg.) Fortschritte der Psychotherapieforschung. Göttingen: Hogrefe. S. 89–112.

Vocks S, Moswald C, Legenbauer T (2008) Psychometrische Überprüfung einer deutschsprachigen Fassung des Body Checking Questionnaire (BCQ). Z Klin Psychol Psychother 37:131–140.

Vocks S, Legenbauer T (2010) Körperbildtherapie bei Anorexie und Bulimia Nervosa. Ein kognitiv-verhaltenstherapeutisches Behandlungsprogramm. Göttingen: Hogrefe.

Vossbeck-Elsebusch AN, Waldorf M, Legenbauer T, Bauer A, Cordes M, Vocks S (2014) German version of the Multidimensional Body-Self Relations Questionnaire – Appearance scales (MBSRQ-AS): Confirmatory factor analysis and validation. Body Image 11:191–200.

17 Diagnostik bei somatoformen Störungen und anderen Störungen mit unspezifischen körperlichen Beschwerden

Wolfgang Hiller

17.1 Einleitung

Die somatoformen Störungen wurden erstmals 1980 als eigenständige Störungsgruppe durch das damalige DSM-III-System eingeführt. 1994 folgte die Weltgesundheitsorganisation (WHO) dieser Entwicklung und definierte im Rahmen des revidierten ICD-Systems ebenfalls ein eigenes Kapitel mit der Überschrift »Somatoforme Störungen« (F45 in ICD-10). Als das charakteristischste Kennzeichen aller somatoformen Störungen wurde festgelegt, dass belastende körperliche Symptome vorliegen müssen, die nicht oder nicht vollständig durch eine körperliche Krankheit, andere medizinische Krankheitsfaktoren oder die physiologischen Effekte von Substanzen erklärt werden können. Daher sind die somatoformen Störungen als »Körperbeschwerden ohne organmedizinische Erklärung« charakterisiert (engl. oft als MUS abgekürzt = medically unexplained symptoms), was sie von »klassischen« psychosomatischen Störungen mit organisch erklärbarer Symptomatik unterscheidet (wie etwa Diabetes mellitus, Myokardinfarkt, Asthma bronchiale oder chronisch-entzündliche Darmerkrankungen).

Die somatoformen Störungen wurden seit ihrer Einführung intensiv beforscht, sodass mittlerweile eine sehr große Zahl von Studien zur Epidemiologie, Ätiologie, Diagnostik und Therapie vorliegen. In der klinischen Praxis hat das Interesse an dieser Störungsgruppe enorm zugenommen und es stehen mittlerweile mehrere evaluierte Therapieprogramme zur Verfügung (z. B. Kleinstäuber et al. 2012). Trotz dieser positiven Entwicklungen hat die 2013 erschienene fünfte Revision des amerikanischen DSM-Systems die somatoformen Störungen als einheitliche Störungsgruppe wieder aufgegeben. DSM-5 enthält stattdessen eine neue Gruppe mit der Bezeichnung »Somatische Belastungsstörungen« (somatic symptom disorders), die nicht mehr zwischen medizinisch erklärten und unerklärten Symptomen differenziert. Dieser Neuausrichtung liegt keine empirische Evidenz zugrunde, weswegen sie als willkürlich und für klinische Zwecke wenig hilfreich kritisiert wurde (Rief und Martin 2014; Hiller und Rief 2014). Die nach ICD-10, dem früheren DSM-IV und dem neuen DSM-5 verfügbaren Diagnosen sind in Tabelle 17.1 gegenübergestellt. Für die anstehende Einführung von ICD-11 wird erwartet, dass das bisherige Konzept der somatoformen Störungen beibehalten wird, eventuell jedoch unter anderer Bezeichnung (aktueller Vorschlag: Bodily Distress Disorder).

Tab. 17.1: Gegenüberstellung der für somatoforme Störungen verfügbaren Diagnosen nach ICD-10 und DSM-IV sowie der in DSM-5 vorgenommenen Modifikationen

ICD-10	DSM-IV	DSM-5
Somatisierungsstörung Undifferenzierte somatoforme Störung	Somatisierungsstörung Undifferenzierte somatoforme Störung	Somatische Belastungsstörung
Konversionsstörung	Konversionsstörung	Konversionsstörung
Anhaltende somatoforme Schmerzstörung	Schmerzstörung	
Hypochondrie	Hypochondrie	Krankheitsangststörung
andere/nicht näher bezeichnete ~	nicht näher bezeichnete ~	andere/nicht näher bezeichnete ~

17.2 Stellenwert der Diagnostik

Unspezifische körperliche Beschwerden und somatoforme Störungen gehören neben den depressiven und Angststörungen zu den häufigsten psychischen Störungen. Die Lebenszeitprävalenz somatoformer Störungen lag in der deutschen epidemiologischen Studie von Jacobi et al. (2004) bei 16,2 %. Daher sollte ein entsprechendes Screening zum festen Bestandteil jeder psychotherapeutischen und psychiatrischen Einrichtung gehören, auch wenn körperliche Beschwerden vom Patienten nicht spontan als Hauptgrund seines Anliegens genannt werden. Folgende Screeningfragen, wie sie in standardisierten klinischen Interviews typischerweise zu finden sind, eignen sich:

- Wie ist Ihr körperlicher Gesundheitszustand? Liegen oder lagen bei Ihnen jemals ernsthafte körperliche Erkrankungen vor?
 (Eine solche oder ähnliche Frage sollte grundsätzlich in jedem Untersuchungsgespräch gestellt werden, unabhängig vom Verdacht auf das Vorliegen einer somatoformen Störung.)
- Leiden Sie unter körperlichen Beschwerden, die Sie belasten oder die zu Arztbesuchen Anlass geben? – Wenn ja: Um welche Beschwerden handelt es sich?
- Haben Sie diese Beschwerden ärztlich abklären lassen? – Wenn ja: Was hat Ihr Arzt gesagt? Konnte er eine Ursache für die Beschwerden finden?

Die Entscheidung, ob ein bestimmtes Symptom »medizinisch erklärt« ist oder nicht, kann im Einzelfall sehr schwierig sein. Die medizinische Abklärung durch den Haus- oder einen Facharzt ist natürlich obligatorisch. Dennoch bringt auch die medizinische Untersuchung in vielen Fällen nicht die erwünschte Klarheit, wenn der Stellenwert einzelner Symptome von Arzt zu Arzt sehr unterschiedlich eingeschätzt wird. Es kann hilfreich sein, den Begriff »medizinisch erklärt« im Sinne von »Bestandteil einer bekannten organmedizinischen Krankheit« zu verstehen. Zudem gelten medizinisch begründete Symptome auch dann als somatoform, wenn sie hinsichtlich Schwere, Ausmaß, Vielfalt und Dauer deutlich über das hinausgehen, was alleine aufgrund des medizinischen Krankheitsfaktors zu erwarten wäre.

Eine vielverbreitete Fehlannahme ist, dass eine somatoforme Störung nur dann diagnostiziert werden darf, wenn eine Psychogenese nachgewiesen werden kann (z. B. Körpersymptome als Zeichen uneingestandener psychischer Konflikte oder als Folge von Dauerstress). Dies entspricht jedoch nicht den diagnostischen Kriterien. Das Vorhandensein medizinisch nicht (vollständig) erklärbarer Symptome ist bereits völlig ausreichend. Wie bei anderen psychischen Störungen muss auch bei somatoformen Störungen grundsätzlich von Multikausalität ausgegangen werden, wobei eine große Vielfalt von potentiellen Entstehungsmechanismen existiert (Rief und Martin 2014).

Falls Hinweise auf eine somatoforme Symptomatik vorliegen, sollte der Patient ausführlicher anhand der ICD-10-Kriterien exploriert werden, um zu überprüfen, ob die Voraussetzungen für eine der Diagnosen gegeben sind. Als diagnostische Hilfemittel können Checklisten oder strukturierte Interviews herangezogen werden. Um den Schwere- und Belastungsgrad einer aktuellen somatoformen Symptomatik genauer zu bestimmen, sollten zusätzlich Fragebogenverfahren eingesetzt werden. Auf die diversen existierenden Instrumente wird im Folgenden eingegangen.

17.3 Verfahren

17.3.1 Diagnose-Checklisten und strukturierte klinische Interviews

Diese Instrumente dienen der gezielten Exploration, um systematisch zu prüfen, ob die Kriterien bestimmter Diagnosen erfüllt sind oder nicht. Voraussetzungen für die Anwendung dieser Instrumente sind, dass der Diagnostiker mit den entsprechenden Kriterienkatalogen vertraut ist und Fragen stellen kann, die auf die Abklärung bestimmter Symptome und klinischer Merkmale zielen. Solche Fragen sind in den strukturierten Interviews vorgegeben, während bei der Verwendung von Checklisten lediglich die aufgelisteten Kriterien zu beurteilen sind und die Art der Exploration (z. B. mehr oder weniger direktiv) nicht vorgeschrieben ist.

Bei den *Internationalen Diagnose-Checklisten für ICD-10* (Hiller et al. 1995) stehen separate Checklisten für a) die auf körperliche Symptome bezogenen somatoformen Störungen, b) die mehr auf Krankheitsängste bezogene Hypochondrie und c) die dissoziativen und Konversionsstörungen zur Verfügung. Als standardisierte bzw. strukturierte Interviews (▶ Kap. 2) nach ICD-10 existieren zum Beispiel das *Composite International Diagnostic Interview* (CIDI) und die *Schedules for the Assessment in Neuropsychiatry* (SCAN). Einschränkend muss erwähnt werden, dass das CIDI für epidemiologische Zwecke entwickelt wurde und daher streng genommen keine Klinikerbeurteilungen vorsieht. In der praktisch-klinischen Diagnostik spricht allerdings nichts dagegen, die Antworten des Patienten klinisch zu bewerten und gegebenenfalls mit der Kodierung auch von der Sichtweise des Patienten abzuweichen (z. B. die Belastung durch ein körperliches Symptom als geringer einzuschätzen, als von einem aggravierenden Patienten geschildert).

Das als eine Art »Goldstandard« geltende *Strukturierte Interview für DSM, Achse I* (SKID-I) lag zum Zeitpunkt dieser Texterstellung noch nicht auf Deutsch für DSM-5 vor. Es wird zur Diagnostik somatoformer Störungen wenig nützlich sein, wenn zum einen nicht mehr zwischen medizinisch erklärten und unerklärten Symptomen differenziert wird (im Kontext der neuen somatischen Belastungsstörung; s. o.) und zum anderen keine Symptomlisten mehr vorgesehen sind. Eine solche, sehr hilfreiche Symptomliste existierte für die Somatisierungsstörung nach dem bisherigen DSM-IV-System. Der Diagnostiker konnte Symptom für Symptom vorlesen und den Patienten fragen, ob er einzelne Beschwerden aktuell oder zu einem früheren Zeitpunkt hatte. Da es sich um die wichtigsten und typischsten Symptome somatoformer Störungen handelte, konnte der Diagnostiker sicher sein, keine wesentlichen Beschwerden übersehen zu haben. Obwohl DSM-5 die Symptomliste aufgegeben hat, sollten bei einer gründlichen diagnostischen Untersuchung die wichtigsten Symptome gezielt angesprochen werden. Im Kasten sind daher die häufigsten und für den klinischen Alltag bedeutsamsten körperlichen Symptome aufgelistet.

17 Diagnostik bei somatoformen Störungen

Auswahl häufiger und bedeutsamer Symptome bei somatoformen Störungen (aus den Listen von ICD-10 und DSM-IV)

Schmerzen

- Kopf-/Gesichtsschmerzen
- Rückenschmerzen
- Glieder- oder Gelenkschmerzen
- Bauch-/Brustschmerzen
- Schmerzen im Darmbereich
- Schmerzen beim Wasserlassen

gastrointestinal

- Übelkeit
- Völle- oder Druckgefühl
- häufiger Durchfall
- Erbrechen
- Nahrungsunverträglichkeiten
- häufiges Aufstoßen

pseudoneurologisch

- Gleichgewichtsstörungen
- Lähmungen/Muskelschwäche
- Schluckschwierigkeiten
- Flüsterstimme/Stimmverlust
- Sensibilitätsstörungen
- Seh- oder Hörstörungen
- nichtepileptische Anfälle
- Bewusstseinsverlust

gynäkologisch/urogenital

- Menstruationsbeschwerden
- häufiges Wasserlassen
- Harnverhalt
- psychosexuelle Symptome

kardiovaskulär

- Druckgefühl der Herzgegend
- Schweißausbrüche
- Hitzewallungen
- Atemnot ohne Anstrengung
- Hyperventilation

sonstige Symptome

- andauernde Müdigkeit
- Erschöpftheit
- Schwindel

17.3.2 Selbstbeurteilungsverfahren

Verfahren der Selbstbeurteilung eignen sich unter anderem zur Schweregradsbestimmung der körperlichen Beschwerden, zu einer differenzierten Symptomerfassung sowie zur Überprüfung von speziellen kognitiven, emotionalen und verhaltensbezogenen Merkmalen, die typischerweise mit einer somatoformen Störung einhergehen können (▶ Tab. 17.2). Ferner sind sie zur Verlaufsbeobachtung erforderlich (kategoriale Diagnosen sind dagegen nicht für eine differenzierte Verlaufs- und Outcomeerfassung geeignet, auch wenn dies gelegentlich zu praktizieren versucht wird).

17 Diagnostik bei somatoformen Störungen

Tab. 17.2: Klinische Merkmale, die nach den gängigen Störungsmodellen bei Patienten mit somatoformen Störungen berücksichtigt werden sollten

Störungsmerkmale	Beispiele
dysfunktionale Kognitionen	katastrophisierende Symptombewertung Intoleranz körperlichen Unwohlseins Selbstwahrnehmung als körperlich schwach
kausale Symptominterpretationen	Einseitige organmedizinische Perspektive
Krankheitsängste und -überzeugungen	Angst vor einer ernsthaften Krankheit Nichtakzeptieren medizinischer Befunde
Krankheits- und Schonverhalten	häufige Arztbesuche (Ärztehopping) Fehlzeiten am Arbeitsplatz Vernachlässigung familiärer Pflichten
dysfunktionale Copingstrategien	Nichtakzeptanz der Beschwerden Nichteinhalten körperlicher Grenzen
Funktionsbeeinträchtigungen und psychosozialer Beeinträchtigungsgrad	Aufgabe von Hobbys Nichterfüllung beruflicher Aufgaben sozialer Rückzug

Tabelle 17.3 gibt einen Überblick über Verfahren, die im deutschen Sprachraum verbreitet sind. Das *Screening für Somatoforme Beschwerden* (SOMS) ist speziell für eine schnelle orientierende Vorabdiagnostik entwickelt worden. Der Fragebogen SOMS-2 enthält alle 53 in ICD-10 und DSM-IV aufgelisteten Symptome (bezogen auf die vergangenen 2 Jahre) als auch Zusatzfragen, die den weiteren Einschlusskriterien der Diagnosen entsprechen. Der Befragte wird instruiert, nur solche Symptome anzugeben, für die trotz ärztlicher Untersuchungen aus seiner Sicht keine ausreichende medizinische Erklärung bekannt ist. Liegt ein positiver Screeningbefund vor, so sollte die Symptomatik näher exploriert werden. Beim SOMS-7T handelt es sich um eine State-Variante, da die Beschwerden nur für den Zeitraum der zurückliegenden 7 Tage erhoben werden. Anders als beim SOMS-2 werden Symptome nicht nur als

vorhanden oder nicht vorhanden angegeben, sondern der Schwere- und Belastungsgrad wird auf einer fünffach gestuften Skala eingeschätzt. Der SOMS-7T eignet sich daher insbesondere zur Verlaufs- und Änderungsdiagnostik.

Tab. 17.3: Fragebogenverfahren zur Diagnostik bei somatoformen Störungen

Verfahren (Abk.)	Autoren	erfasste Merkmale
allgemeine Beschwerdelisten		
Screening für Somatoforme Störungen (SOMS) SOMS-2 = Trait-Version (2 Jahre) SOMS-7 = State-Version (7 Tage)	Rief und Hiller (2008)	Anzahl und Schweregrad körperlicher Symptome (Listen aus ICD-10 und DSM-IV)
Patient Health Questionnaire (PHQ-15)	Kroenke et al. (2002)	Anzahl und Schweregrad häufig vorkommender körperlicher Symptome
Symptom-Checklist (SCL-90-R), Somatisierungsskala	Franke (2002)	Anzahl und Schweregrad einiger ausgewählter körperlicher Symptome
Instrumente für Krankheitsängste und Hypochondrie		
Whiteley-Index (WI)	Hiller und Rief (2004)	3 Skalen: 1. Krankheitsängste, 2. Somatische Symptome, 3. Krankheitsüberzeugung
Illness Attitude Scales (IAS)	Hiller und Rief (2004)	2 Skalen: 1. Krankheitsängste, 2. Krankheitsverhalten
Multidimensional Inventory of Hypochondriacal Traits (MIHT)	Witthöft et al. (2010)	kognitive, behaviorale, affektive und perzeptuelle Aspekte von Krankheitsangst

Tab. 17.3: Fragebogenverfahren zur Diagnostik bei somatoformen Störungen – Fortsetzung

Verfahren (Abk.)	Autoren	erfasste Merkmale
Erfassung assoziierter Merkmale		
Fragebogen zu Körper und Gesundheit (FKG)	Hiller et al. (1997)	5 Bereiche dysfunktionaler Kognitionen bei unklaren Körperbeschwerden (z. B. Katastrophisieren, Beschwerdenintoleranz)
Scale for the Assessment of Illness Behaviour (SAIB)	Rief et al. (2003)	5 Formen von Krankheitsverhalten (z. B. Beschwerdenausdruck, Selbstuntersuchung)
Fatigue-Skala (FS)	Martin et al. (2010)	Chronic Fatigue Syndrome (CFS); deutsche Version der Chalder Fatigue Scale
Schmerzempfindungs-Skala (SES)	Geissner (1996)	Sensorische und affektive Aspekte der Schmerzempfindung
Fragebogen zur Erfassung der Schmerzverarbeitung (FESV)	Geissner (2001)	Kognitive und behaviorale Schmerzbewältigung sowie schmerzbedingte psychische Beeinträchtigung

Der *Patient Health Questionnaire* (PHQ-15) besteht aus 15 Items und wird wegen seiner Kürze gerne eingesetzt. Beim PHQ-15 und der Somatisierungsskala der *Symptom-Checklist* (SCL-90-R) wird, anders als beim SOMS, in der Instruktion nicht zwischen Symptomen mit und ohne medizinische Ursachen unterschieden. Neben Fragebögen können auch Symptom- oder Schmerztagebücher zur detaillierten Status- und Verlaufsdiagnostik eingesetzt werden (z. B. Rief und Hiller 2008).

Bei den auf Krankheitsängste bezogenen Instrumenten wird der *Whiteley-Index* (WI) wegen seiner Kürze mit nur 14 Items gerne eingesetzt. Nach den Interpretationsempfehlungen kann ab 8 positiv beantworteten Items vom Vorliegen einer Hypochondrie ausgegangen werden. Die mit

29 Items etwas längeren *Illness Attitude Scales* (IAS) erlauben die wertvolle Differenzierung zwischen Krankheitsängsten und Krankheitsverhalten. Auch hier wurden aufgrund klinischer Studien Cut-off-Werte festgelegt (Hypochondrie ab 50 Punkte). Während es sich bei WI und IAS um »Klassiker« der Hypochondriediagnostik handelt (Hiller und Rief 2004), ist das *Multidimensional Inventory of Hypochondriacal Traits* (MIHT) später anhand kognitiv-verhaltensbezogener Konzepte entwickelt worden (Witthöft et al. 2010). Die vier auswertbaren Skalen des MIHT repräsentieren die perzeptuellen, kognitiven, affektiven und behavioralen Aspekte der Hypochondrie.

17.4 Fazit und Perspektiven

Somatoforme Störungen gelten als unterdiagnostiziert, da Patienten wie auch Kliniker ihre Aufmerksamkeit häufig primär auf psychische Beschwerden wie Depressivität oder Ängstlichkeit richten. Falls nicht gezielt nach belastenden körperlichen Symptomen gefragt wird, können somatoforme Störungen unerkannt oder zumindest undiagnostiziert bleiben. Daher kommt den Screeningverfahren bei diesem Störungsbild eine besondere Bedeutung zu.

Eine weitere Tücke ist die häufig diffizile Unterscheidung zwischen medizinisch erklärten und unerklärten Symptomen. Falls belastende Körpersymptome nicht klar einer identifizierbaren medizinischen Krankheit zugeordnet werden können, sind meist die Kriterien einer somatoformen Störung erfüllt. DSM-5 hat versucht, dem Differenzierungsproblem durch die breit definierte »somatische Belastungsstörung«, bei der der Ursprung der körperlichen Symptome keine Rolle mehr spielt, aus dem Wege zu gehen. Dennoch wird die Unterscheidung zwischen erklärten und unerklärten Symptomen auch weiterhin eine wichtige Rolle spielen. Zum einen sind die Entstehungsmechanismen beider Symptomgruppen grundsätzlich verschieden, zum anderen ergeben sich völlig unterschiedliche Implikationen für die Therapie. So erfordern Beschwerden einer bekannten organischen Krankheit an psychotherapeutischen Maßnahmen zum Beispiel die Verbesserung der Krankheitsakzeptanz und der Krankheitsbewältigung, während bei unspezifischen Beschwerden die Suche nach auslösenden und aufrechterhaltenden Faktoren, die Korrektur verzerrter Symptomwahrnehmungen und -bewertungen sowie Maßnahmen der Stressbewältigung im Vordergrund stehen.

Literatur

Franke GH (2002) SCL-90-R – Die Symptom-Checkliste von L.R. Derogatis. Göttingen: Hogrefe.

Geissner E (1996) Die Schmerzempfindungs-Skala (SES). Göttingen: Hogrefe.

Geissner E (2001) Fragebogen zur Erfassung der Schmerzverarbeitung (FESV). Göttingen: Hogrefe.

Hiller W, Zaudig M, Mombour W (1995) IDCL - Internationale Diagnosen Checklisten für ICD-10. Bern: Huber.

Hiller W, Rief W, Elefant S, Margraf J, Kroymann R, Leibbrand R, Fichter MM (1997) Dysfunktionale Kognitionen bei Patienten mit Somatisierungssyndrom. Z Klin Psychol 26:226–234.

Hiller W, Rief W (2004) Internationale Skalen für Hypochondrie. Deutschsprachige Adaptation des Whiteley-Index (WI) und der Illness Attitude Scales (IAS) (Manual). Bern: Huber.

Hiller W, Rief W (2014) Die Abschaffung der somatoformen Störungen durch DSM-5 – ein akademischer Schildbürgerstreich? Psychotherapeut 59:448–455.

Jacobi F, Wittchen HU, Hölting C, Höfler M, Pfister H, Müller N, Lieb R (2004) Prevalence, co-morbidity and correlates of mental disorders in the general population: results from the German Health Interview and Examination Survey (GHS). Psychol Med 34:597–611.

Kleinstäuber M, Thomas P, Witthöft M, Hiller W (2012) Kognitive Verhaltenstherapie bei medizinisch unerklärten Körperbeschwerden und somatoformen Störungen. Berlin: Springer.

Kroenke K, Spitzer RL, Williams JBW (2002) The PHQ-15: Validity of a new measure for evaluating the severity of somatic symptoms. Psychosom Med 64:258–266.

Martin A, Staufenbiel T, Gaab J, Rief W, Brähler E (2010) Messung chronischer Erschöpfung - Teststatistische Prüfung der Fatigue Skala (FS). Z Klin Psychol Psychother 39:33–44.

Rief W, Ihle D, Pilger F (2003) A new approach to assess illness behaviour. J Psychosom Res 54:405–414.

Rief W, Hiller W (2008) Das Screening für Somatoforme Störungen. Manual (SOMS) (2. Aufl.). Bern: Huber.

Rief W, Martin A (2014) How to use the new DSM-5 somatic symptom disorder diagnosis in research and practice: a critical evaluation and a proposal for modifications. Annu Rev Clin Psychol 10:339–367.

Witthöft M, Haaf A, Rist F, Bailer J (2010) Erfassung von Krankheitsangst mit dem Multidimensional Inventory of Hypochondriacal Traits (MIHT). Diagnostica 56:2–12.

18 Diagnostik bei Borderline-Persönlichkeitsstörungen

Harald J. Freyberger und Rolf-Dieter Stieglitz

18.1 Einleitung

Persönlichkeitsstörungen (PS) sind in der klinischen Praxis von hoher Relevanz. Dies spiegelt sich auch in einer Vielzahl von wissenschaftlichen Arbeiten zu diesem Thema wider (PubMed: 80.019 Publikationen zum Stichwort »personality disorder«; Stand: 09.06.2016), vor allem zu diagnostischen und therapeutischen Fragestellungen. Die Bedeutung der PS im klinischen Alltag ergibt sich aufgrund verschiedener Faktoren (vgl. Bohus et al. 2015):

- Mit Häufigkeitsraten von 40–60 % sind PS vor allem in stationären und ambulanten Settings hochprävalente psychische Störungen.
- Wegen der mit ihnen assoziierten interpersonellen Problematik und der entsprechenden Verhaltensauffälligkeiten sind sie oft für sich alleine schon Behandlungsanlass.
- PS treten mit einer Wahrscheinlichkeit von etwa 60 % komorbid mit anderen Achse-I-Störungen auf und zeigen, nicht zuletzt wegen überlappender diagnostischer Kriterien, eine hohe interne Komorbidität.
- Speziell komorbide PS komplizieren den Behandlungsverlauf und das Behandlungsergebnis (vgl. Stieglitz 2016; Stieglitz und Ermer 2007).

Eine besondere Bedeutung kommt der Borderline-Persönlichkeitsstörung (BPS) zu, die mit einer Lebenszeitprävalenz von etwa 3 % mit ausgesprochen hohen Raten in psychiatrisch-psychotherapeutischer Behandlung und der Problematik von Suizidalität und Selbstverletzungen die wichtigste Subgruppe darstellt. Während die BPS über Jahrzehnte als schlecht behandelbar galt, wurden in den letzten 20 bis 25 Jahren differenzierte und inzwischen zumeist manualisierte, sehr wirksame Behandlungstechniken und -methoden und seit einigen Jahren auch Untersuchungsinstrumente entwickelt.

18.2 Stellenwert der Diagnostik

Nachdem der Fokus der Diagnostik im Bereich der PS lange vor allem auf der Ebene der kategorialen Diagnostik gelegen hat, gewinnen dimensionale Ansätze deutlich an Bedeutung und hier primär vor allem bei der BPS. Dies ergibt sich vor allem vor dem Hintergrund der Entwicklung spezialisierter psychotherapeutischer Ansätze und der Notwendigkeit einer Fokusbildung und therapiebegleitenden Diagnostik. Die spezifische Symptomatik der BPS begrenzt den Einsatz allgemeiner Verfahren (► Kap. 2). Um die störungsspezifischen Aspekte zu Therapiebeginn wie im -verlauf abbilden zu können, bedarf es auf dieses Störungsbild zugeschnittener psychometrischer Verfahren. Die S2-Leitlinien *Persönlichkeitsstörungen* (Herpertz et al. 2009) erwähnen für die BPS jedoch nur ein Verfahren (die BSL; s. u.), weitere Verfahren sind indes zwischenzeitlich entwickelt und klinisch erprobt worden.

18.3 Verfahrensgruppen

18.3.1 Diagnostische Interviews und Checklisten

Das allgemeine Vorgehen der Diagnosenstellung einer PS lässt sich wie folgt charakterisieren (vgl. auch Stieglitz 2016):

1. Stufe: Überprüfung der allgemeinen diagnostischen Kriterien (sog. Eingangskriterien)
2. Stufe: Überprüfung der Kriterien spezifischer Subtypen der PS

Die Eingangskriterien betreffen dabei u. a. generell abweichende Erfahrungs- und Verhaltensmuster, den persönlichen Leidensdruck und/oder den nachteiligen Einfluss auf die soziale Umgebung und den Nachweis, dass die Abweichung stabil und von langer Dauer ist und im späten Kindesalter oder der Adoleszenz begonnen hat (Dilling und Freyberger 2015).

Im Unterschied zu anderen psychischen Störungen gibt es kein Instrument, das neben anderen Störungen auch die PS kategorial erfasst. Hier sind spezielle Instrumente in Form von Checklisten oder strukturierten Interviews erforderlich, standardisierte Interviews existieren nicht (vgl. im Überblick Dittmann et al. 2001). Selbstbeurteilungsverfahren finden lediglich als Screeningverfahren und zur Quantifizierung der Symptomatik Anwendung.

Am bekanntesten ist im deutschsprachigen Raum die *Internationale Diagnosen Checkliste für Persönlichkeitsstörungen nach ICD-10 und DSM-IV* (IDCL-P) von Bronisch et al. (2002). Die Checkliste in Heftform ist wie folgt aufgebaut: Sie umfasst die allgemeinen Kriterien für eine PS sowie die spezifische Kriterien für jeden Subtyp (getrennt nach ICD-10 und DSM-IV). Am Ende des diagnostischen Prozesses wird (bei Anwendung der gesamten Liste) jeder Subtyp kodiert nach: »nicht erfüllt«, »Verdacht«, »erfüllt«. Die Diagnosen Checkliste ist ausgesprochen anwenderfreundlich und zeigt gute Reliabilitätswerte (Bronisch und Mombour 1994).

Die in Praxis wie Forschung bekanntesten Verfahren im deutschsprachigen Raum sind das *Strukturierte Klinische Interview für Psychische Störungen: Achse II Persönlichkeitsstörungen* (SKID-II) für DSM-IV (Wittchen et al. 1997) und das *International Personality Disorder Examination (IPDE)* für ICD-10 (Mombour et al. 1996). Für letztere existiert zwar auch eine DSM-IV-Version, die jedoch nicht offiziell auf Deutsch verfügbar ist. Beide Verfahren versuchen das Gesamtspektrum der Subtypen beider Systeme abzudecken. Beide unterscheiden sich vor allem darin, dass im SKID-II für die einzelnen Störungsgruppen Module existieren, im IPDE dagegen die Kriterien der einzelnen Subtypen über verschiedene inhaltlich zusammengehörige Themenbereiche verteilt sind

(u. a. Arbeit, zwischenmenschliche Beziehungen). Teil des SKID-II ist ein Screeningverfahren auf Selbstbeurteilungsebene, das die modulbezogene Interviewanwendung erleichtert. Beide Verfahren setzten ein umfassendes Training voraus und zeigen gute Reliabilitätswerte.

Darüber hinaus existieren störungsspezifische Interviews mit dem *Diagnostic Interview for Borderline Patients* (DIB bzw. DIB-R; dt.: Brodbeck 2009) und dem *Borderline Personality Disorder Severity Index – Version IV* (BPDSI-IV; dt.: Vonau 2009). Das DIB-R umfasst 138 Items, bildet vier Bereiche ab (Affektivität, Kognition, impulsive Handlungsmuster, interpersonelle Probleme) und orientiert sich an psychoanalytischen Konzepten. Der BPDSI-IV erfasst Häufigkeit und Schwere der Symptomatik bezogen auf die letzten drei Monate. 70 Items verteilen sich auf 9 Dimensionen. Häufigkeit bzw. Schwere der Symptomatik werden auf einer (bis auf eine Ausnahme) 11-stufigen Skala beurteilt. Das Verfahren wurde auch schon zur Verlaufsbeurteilung eingesetzt.

18.3.2 Selbstbeurteilungsverfahren

Selbstbeurteilungsverfahren zur Erfassung der störungsspezifischen Symptomatik liegen erst seit wenigen Jahren vor.

Eines der ersten Verfahren für BPS im deutschsprachigen Bereich wurde von Leichsenring (1997) mit dem *Borderline-Persönlichkeits-Inventar* (BPI) vorgelegt. Basierend auf 53 Items (dichotom) orientiert am Konzept von Kernberg lassen sich vier Skalen bilden (»Entfremdungserlebnisse und Identitätsdiffusion«, »primitive Abwehrmechanismen und Objektbeziehungen«, »mangelhafte Realitätsprüfung« und »Angst vor Nähe«). Der Autor empfiehlt das durch gute Reliabilitäts- und Validitätskennwerte gekennzeichnete Verfahren auch zum Einsatz in Therapien. Der *CUT-20-R* (Mestel und Leichsenring 2002) wurde auch im Hinblick auf den Einsatz zur Verlaufsdiagnostik entwickelt. Er basiert auf den 20 trennschärfsten Items des BPI, bewertet auf einer 5-stufigen Likert-Skala (Häufigkeit) bezogen auf die letzten 14 Tage.

Häufig eingesetzt wird die *Borderline Symptomliste* (BSL; Bohus et al. 2001). Sie ermöglicht es, BPS-spezifische Symptome zu erfassen (5-Punkte Likert-Skala, Schweregrad), bezogen auf 7 Bereiche (Affektregulation, Selbstwahrnehmung, Feindseligkeit, Autoaggression, Dysthymie, soziale

Isolation, Intrusionen). Ist man nur an einem Gesamtwert interessiert, bietet sich die Kurzform an, die BSL-23 (Wolf et al. 2009).

Die *Skala zur Erfassung der Impulsivität der Borderline-Persönlichkeitsstörung* (IES-27; Kröger et al. 2007, 2015) dient der Erfassung eines besonders für BPS relevanten Konstrukts mittels 27 Items (5-stufige Likert-Skala, Häufigkeit).

Der *Fragebogen zu Gedanken und Gefühlen* (Kurz- und Langversion; FGG-14/-37; Renneberg und Seehausen 2010) ist ein Verfahren, das zur Erfassung der charakteristischen Kognitionen und Grundannahmen von Personen mit BPS dient. Die Items werden auf einer 5-stufigen Likert-Skala bewertet (Grad der Zustimmung). Das Verfahren kann zur Therapieplanung wie -evaluation zur Anwendung kommen.

Tab. 18.1: Selbst- und Fremdbeurteilungsverfahren bei Borderline-PS

Verfahren (Abk.)	Autoren (dt.)	Aufbau
Selbstbeurteilungsverfahren		
International Personality Disorder Examination (IPDE)	Mombour et al. (1996)	63 vorgegebene Fragen 3 Verhaltensbeschreibungen
Borderline-Symptom-Liste (BSL) Borderline-Symptom-Liste, Kurzversion (BSL-23)	Bohus et al. (2001) Wolf et al. (2009)	95 5-stufige Items + 11 Items zur Erfassung des Verhaltens (Ergänzung) 23 Items + 11 Items
Skala zur Erfassung der Impulsivität und emotionalen Dysregulation der Borderline-Persönlichkeitsstörung (IES-27)	Kröger et al. (2015)	Impulsive Verhaltens- und Erlebensweisen im Kontext der BPS 27 Items Häufigkeit des Auftretens (5 Antwortstufen)
Fragebogen zu Gedanken und Gefühlen, Kurzversion (FGG-14) Fragebogen zu Gedanken und Gefühlen, Langversion (FGG-37)	Renneberg et al. (2010)	Kurz- (14 Items) Langversion (37 Items) Fragebogen zu Gedanken und Gefühlen

Tab. 18.1: Selbst- und Fremdbeurteilungsverfahren bei Borderline-PS
– Fortsetzung

Verfahren (Abk.)	Autoren (dt.)	Aufbau
Borderline-Persönlichkeits-Inventar (BPI)	Leichsenring (1997)	Fragebogen; 53 Items, 4 Skalen: Entfremdungserlebnisse und Identitätsdiffusion, Primitive Abwehrmechanismen und Objektbeziehungen, Mangelhafte Realitätsprüfung und Angst vor Nähe
Fremdbeurteilungsverfahren		
Strukturiertes Klinisches Interview für DSM-IV (SKID-II)	Wittchen et al. (1997)	Screening-Fragebogen, Interview (Achse-II-Persönlichkeitsstörungen)
Diagnostic Interview for Borderlines (DIB)	Gunderson (1985); Zanarini et al. (1989)	halbstrukturiertes Interview 97 Fragen borderlinetypische Erlebens- und Verhaltensweisen 5 Bereiche: soziale Anpassung, Impulsivität, Affektivität, Psychose und zwischenmenschliche Beziehungen
Diagnostic Interview for Borderlines, Revision (DIB-R)	Rohde-Dachser (1995)	Revision Umgestaltung und Umstrukturierung 4 Bereiche: Affektivität, Impulsivität, Kognition, zwischenmenschliche Beziehungen
Borderline Personality Disorder Severity Index - Version IV (BPDSI-IV)	Kröger und Freese (2003)	semistrukturiertes Interview Häufigkeit und schwere der BPS-Symptomatik

18.3.3 Fremdbeurteilungsverfahren

Spezielle, auf Deutsch verfügbare Fremdbeurteilungsverfahren zur BPS liegen kaum vor. Die *Zanarini Rating Scale for Borderline Personality Disorder* (ZAN-BPD; dt.: Bohus, pers. Mitteilung) ist die am angloamerikanischen Bereich am häufigsten eingesetzte Skala. Von der Mannheimer Arbeitsgruppe von Martin Bohus wurde eine deutschsprachige, inoffizielle Version erstellt. Neben dem Gesamtwert der 9 erfragten Bereiche (5-stufige Skala: 0 = keine Symptome bis 4 = schwere Symptome) lassen sich 4 Subdimensionen berechnen.

Neue Möglichkeiten bietet das sog. *alternative Modell der Persönlichkeitsstörungen*, wie es im DSM-5 im Anhang konzeptualisiert wird (Berberich und Zaudig 2015). Es ermöglicht nebst einer kategorialen auch eine dimensionale Diagnostik.

Auch wenn nicht explizit im Hinblick auf die BPS entwickelt, liefert der Ansatz der *Operationalisierten Psychodynamischen Diagnostik* (AK OPD 2012) wichtige Informationen für die Therapie. Mit der Strukturachse dieses multiaxialen Systems werden operationalisierte psychodynamische Merkmale (Selbst- und Objektwahrnehmung, Selbstregulierung und Regulierung des Objektsbezugs, emotionale Kommunikation nach innen und nach außen, Bindung an innere und äußere Objekte) erfasst und anhand von Integrationsstufen geratet, deren gering integriertes Niveau der psychodynamischen Konzeption der Borderline-Störung entspricht. Mit der Strukturachse lassen sich Veränderungen in Therapieprozessen abbilden, wobei hier zur Ergänzung eine Umstrukturierungsskala vorgelegt wurde (Grande et al. 2001). Ein dazugehöriger Selbstbeurteilungsfragebogen (Ehrenthal et al. 2012) wurde hierzu entwickelt, ohne das bisher borderlinespezifische Daten vorliegen.

18.4 Fazit und Perspektiven

Die Diagnostik einer PS stellt bis zum heutigen Tag eine große Herausforderung an den Kliniker dar, ist zumeist ungleich schwieriger als die

Diagnosenstellung anderer psychischer Störungen und darüber hinaus werden mit der Diagnose unterschiedliche Stigmatisierungsaspekte (z. B. »Psychopathie«) verbunden. Auch vor diesem Hintergrund finden sich in der ICD-10 diagnostische Eingangskriterien, durch deren Verwendung die diagnostischen Schwellen hochgesetzt werden und sichergestellt werden soll, das hier keine States, sondern zumindest seit der Adoleszenz bestehende Störungen abgebildet werden. Durch die Entwicklung diagnostischer Instrumente konnten in diesen Bereichen in den letzten Jahrzehnten deutliche Fortschritte erzielt werden, vor allem was die zuverlässige Diagnosestellung betrifft. Im Bereich der therapiebegleitenden Diagnostik liegen lediglich für die BPS geeignete Verfahren vor, überwiegend Selbstbeurteilungsverfahren. Diese können zu Beginn der Therapie zur Therapieplanung wie im Verlauf wichtige Informationen zum Schweregrad der Symptomatik wie deren Veränderungen innerhalb der Therapie liefern. Angesichts der hohen Bedeutung der PS im Allgemeinen und der BPS im Besonderen besteht aber noch ein erheblicher Nachholbedarf in der Entwicklung diagnostischer Instrumente.

Literatur

Arbeitskreis OPD (Hrsg.) (2012) Operationalisierte Psychodynamische Diagnostik OPD-2. Das Manual für Diagnostik und Therapieplanung. Bern: Huber.

Berberich G, Zaudig M (2015) Das alternative Modell für Persönlichkeitsstörungen in DSM-5. Forens Psychiatr Psychol Kriminol 9:155–163.

Bohus M, Limberger MF, Frank U, Sender I, Gratwohl T, Stieglitz RD (2001) Entwicklung der Borderline-Symptom-Liste. Psychother Psychosom Med Psychol 51:201–211.

Bohus M, Stieglitz RD, Fiedler P, Hecht H, Herpertz SC, Müller-Isberner R, Berger M (2015) Persönlichkeitsstörungen. In: Berger M (Hrsg.) Psychische Erkrankungen. Klinik und Therapie. München: Urban & Fischer. S. 605–667.

Brodbeck DF (2009) Evaluation der deutschen Fassung der Revision des diagnostischen Interviews für Borderline-Patienten. Dissertation, Universität Hamburg.

Bronisch T, Mombour W (1994) Comparison of a diagnostic checklist with a structured interview for the assessment of DSM-III-R and ICD-10 personality disorders. Psychopathology 27:312–320.

Bronisch T, Hiller W, Mombour W, Zaudig M (2002) IDCL-P. Internationale Diagnosen Checkliste für Persönlichkeitsstörungen nach ICD-10 und DSM-IV. Bern: Huber.

Dilling H, Freyberger HJ (Hrsg.) (2015) Taschenführer zur ICD-10 Klassifikation psychischer Störungen (8. Aufl.). Göttingen: Hogrefe.

Dittmann V, Ermer A, Stieglitz RD (2001) Diagnostik von Persönlichkeitsstörungen. In: Stieglitz RD, Baumann U, Freyberger HJ (Hrsg.) Psychodiagnostik in Klinischer Psychologie, Psychiatrie, Psychotherapie. Stuttgart: Thieme.

Ehrenthal JC, Dinger U, Horsch L, Komo-Lang M, Klinkerfuß M, Grande T, Schauenburg H (2012) Der OPD-Strukturfragebogen (OPD-SF): Erste Ergebnisse zu Reliabilität und Validität. Psychother Psychosom Med Psychol 62:25–32.

Grande T, Rudolf G, Oberbracht C, Jakobsen T (2001) Therapeutische Veränderungen jenseits der Symptomatik: Wirkungen stationärer Psychotherapie im Licht der Heidelberger Umstrukturierungsskala. Z Psychosom Med Psychother 47:213–233.

Gunderson JG (1985) Diagnostisches Interview für das Borderline-Syndrom. Weinheim: Beltz-Test.

DGPPN (Hrsg.) (2009) S2-Praxisleitlinien in Psychiatrie und Psychotherapie. Behandlungsleitlinien Persönlichkeitsstörungen (Bd. 1). Darmstadt: Steinkopff.

Kröger C, Freese S (2003) Borderline Personality Severity Index (BPDS). Unveröffentlichtes Manuskript. Christoph-Dornier Stiftung Braunschweig.

Kröger C, Holdstein D, Lombe A, Schweiger U, Kosfelder J (2007) Konstruktion eines störungsspezifischen Instruments zur Erfassung der Impulsivität der Borderline-Persönlichkeitsstörung. Z Klin Psychol Psychother 36:290–297.

Kröger C, Theysohn S, Hartung D, Vonau M, Lammers C-H, Kosfelder J (2015) Die Skala zur Erfassung der Impulsivität der Borderline Persönlichkeitsstörung (IS-27). Ein Beitrag zur Qualitätssicherung in der Psychotherapie. Diagnostica 56:178–189.

Leichsenring F (1997) Borderline-Persönlichkeits-Inventar (BPI). Göttingen: Hogrefe.

Mestel R, Leichsenring F (2002) Entwicklung einer änderungssensitiven Kurzskala zur Erfassung der Borderline-Symptomatik: CUT-20-R. In: van der Meer E, Hagendorf H, Beyer R, Krüger F, Nuthmann A, Schulz S (Hrsg.) 43. Kongress der Deutschen Gesellschaft für Psychologie. Lengerich: Pabst Science Publishers. S. 365.

Mombour W, Zaudig M, Berger P, Gutierrez K, Berner W, Berger K, von Cranach M, Giglhuber O, von Bose M (1996) International Personality Disorder Examination (IPDE), ICD-10 Modul. Bern: Huber.

Renneberg B, Seehausen A (2010) Fragebogen zu Gedanken und Gefühlen (FGG). Z Klin Psychol Psychother 39:170–178.

Rohde-Dachser C (1995) Das Borderline-Syndrom (5. Aufl.). Bern: Huber.

Stieglitz RD (2016) Diagnostik und Screening von Persönlichkeitsstörungen. Psychiatrie & Neurologie 1: 22-24

Stieglitz RD, Ermer A (2007) Diagnostik von Persönlichkeitsstörungen. Psychiatr Psychother up2date 1:413–432.

Wittchen HU, Zaudig M, Fydrich T (1997) SKID-I und SKID-II. Strukturiertes Klinisches Interview für DSM-IV. Achse I: Psychischer Störungen, Achse II: Persönlichkeitsstörungen. Göttingen: Hogrefe.

Vonau MK (2009) Validierung des störungsspezifischen Interviews Borderline Personality Disorder Severity Index – Version IV (BPDSI-IV). Dissertation, Technische Universität Braunschweig.

Wolf M, Limberger MF, Kleindienst N, Stieglitz RD, Domsalla M, Philipsen A, Steil R, Bohus M (2009) Kurzversion der Borderline-Symptomliste (BSL-23): Entwicklung und Überprüfung der psychometrische Eigenschaften. Psychother Psychosom Med Psychol 59:321–324.

Zanarini MC, Gunderson JG, Frankenburg FR, Chauncey DL (1989) The Revised Diagnostic Interview for Borderlines: Discrimating BPD from other axis II disorders. J Personal Disord 3:10–18.

Verzeichnis der Herausgeber und Autoren

Die Herausgeber

Rolf-Dieter Stieglitz, Prof. Dr. rer. nat
Universität Basel, Fakultät für Psychologie
Missionsstr. 10, CH-4055 Basel
r.stieglitz@unibas.ch

Harald J. Freyberger, Univ.-Prof. Dr. med.
Universitätsmedizin Greifswald
Klinik für Psychiatrie und Psychotherapie
am HELIOS Hanseklinikum Stralsund
Rostocker Chaussee 70, D-18437 Stralsund
freyberg@uni-greifswald.de

Die Autorinnen und Autoren

Klaus Bader, Dr. phil.
Universitäre Psychiatrische Kliniken Basel
Wilhelm Klein-Str. 27, CH-4012 Basel
klaus.bader@upkbs.ch

Anika Bauer, Dipl.-Psych.
Universität Osnabrück, Institut für Psychologie
Knollstrasse 15, D-49088 Osnabrück
anika.bauer@uni-osnabrueck.de

Maria Borcsa, Prof. Dr. phil.
Hochschule Nordhausen
ISRV – Institut für Sozialmedizin, Rehabilitationswissenschaften und Versorgungsforschung
Weinberghof 4, D-99734 Nordhausen
borcsa@hs-nordhausen.de

Sandra Brogli, MSc.
Universitäre Psychiatrische Kliniken Basel
Wilhelm Klein-Str. 27, CH-4012 Basel
sandra.brogli@upkbs.ch

Jochen Eckert, em. Univ. Prof. Dr. phil.
Universität Hamburg, Institut für Psychotherapie
Von-Melle-Park 5, D-20146 Hamburg
jeckert@uni-hamburg.de

Hans-Jörgen Grabe, Prof. Dr. med.
Universitätsmedizin Greifswald
Klinik und Poliklinik für Psychiatrie und Psychotherapie
Ellernholzstraße 1-2, D-17487 Greifswald
grabeh@uni-greifswald.de

Martin grosse Holtforth, Prof. Dr. phil.
Universität Bern, Institut für Psychologie
Fabrikstrasse 8, CH-3012 Bern
martin.grosse@psy.unibe.ch

Julia Hille, M.A.
Hochschule Nordhausen
ISRV – Institut für Sozialmedizin, Rehabilitationswissenschaften und Versorgungsforschung
Weinberghof 4, D-99734 Nordhausen
hille@hs-nordhausen.de

Wolfgang Hiller, Prof. Dr. phil
Universität Mainz, Psychologisches Institut
Wallstr. 3, D-55122 Mainz
hiller@mail.uni-mainz.de

Lars P. Hölzel, Dr. phil.
Universitätsklinikum Freiburg, Klinik für Psychiatrie und Psychotherapie
Hauptstr. 5, D-79104 Freiburg
lars.hoelzel@uniklinik-freiburg.de

Jürgen Hoyer, Prof. Dr. phil.
Technische Universität Dresden
Institutsambulanz und Tagesklinik für Psychotherapie
Hohe Straße 53, D-01187 Dresden
juergen.hoyer@tu-dresden.de

Deborah Janowitz, Dr. med.
Universitätsmedizin Greifswald
Klinik und Poliklinik für Psychiatrie und Psychotherapie
Ellernholtzstr. 1–2, D-17487 Greifswald
janowitz@uni-greifswald.de

Karin Kalteis, Dr. phil.
Praxis Kalteis, Praxis für Psychologie und Psychotherapie
Blindengasse 52/2, A-1080 Wien
dr.kalteis@gesundheitspsychologin.at

Anton-Rupert Laireiter, Univ.-Prof. Dr. phil.
Universität Salzburg, Fachbereich für Psychologie
Hellbrunnerstrasse 34, A-5020 Salzburg
anton.laireiter@sbg.ac.at

Jihong Lin, M.Sc.
Johann Wolfgang Goethe-Universität, Fachbereich für Psychologie
Varrentrappstr. 40-42, D-60486 Frankfurt am Main
lin@psych.uni-frankfurt.de

Wolfgang Lutz, Univ.-Prof., Dipl.-Psych.
Universität Trier, Fachbereich I – Psychologie
Universitätsring 15, D-54296 Trier
wolfgang.lutz@uni-trier.de

Reinhard Maß, Prof. Dr. phil.
Klinikum Oberberg
Am Hüttenberg 1, D-51643 Gummersbach
reinhard.mass@klinikum-oberberg.de

Rebekka Neu, Dipl.-Psych.
Universität Trier, Fachbereich I – Psychologie
Universitätsring 15, D-54296 Trier
neur@uni-trier.de

Claus Normann, Prof. Dr. med.
Universitätsklinikum Freiburg, Klinik für Psychiatrie und Psychotherapie
Hauptstr. 5, D-79104 Freiburg
claus.normann@uniklinik-freiburg.de

Andre Pittig, Dipl.-Psych
Technische Universität Dresden
Institutsambulanz und Tagesklinik für Psychotherapie
Hohe Straße 53, D-01187 Dresden
andre.pittig@tu-dresden.de

Andrea S. Hartmann, Prof. Dr. rer. nat.
Universität Osnabrück, Institut für Psychologie
Knollstrasse 15, D-49088 Osnabrück
andrea.hartmann@uni-osnabrueck.de

Wolfgang Schneider, Prof. Dr. med. Dr. phil.
Universitätsmedizin Rostock
Klinik für Psychosomatik und Psychotherapeutische Medizin
Gehlsheimer Str. 20, D-18147 Rostock
schneiderlupus@gmail.com

Reinhold Schwab, Prof. em. Dr. phil
Universität Hamburg, Institut für Psychotherapie
Von-Melle-Park 5, D-20146 Hamburg
rschwab@uni-hamburg.de

Carsten Spitzer, Prof. Dr. med.
Asklepios Psychiatrie Tiefenbrunn
Tiefenbrunn 17, D-37124 Rosdorf
c.spitzer@asklepios.com

Ulrich Stangier, Prof. Dr. phil.
Johann Wolfgang Goethe-Universität, Institut für Psychologie
Varrentrappstr. 40-42, D-60486 Frankfurt am Main
stangier@psych.uni-frankfurt.de

Beate Steinfeld, Dipl.-Psych.
Universität Osnabrück, Institut für Psychologie
Knollstrasse 15, D-49069 Osnabrück
beate.steinfeld@uni-osnabrueck.de

Philomena Storz, M.Sc.
Universitätsklinikum Freiburg, Klinik für Psychiatrie und Psychotherapie
Hauptstr. 5, D-79104 Freiburg
philomena.storz@uniklinik-freiburg.de

Jan Terock, Dr. med.
Universitätsmedizin Greifswald
Klinik und Poliklinik für Psychiatrie und Psychotherapie
am HELIOS Hanseklinikum Stralsund
Rostocker Chaussee 70, D-18437 Stralsund
terock@fdp-greifswald.de

Silja Vocks, Prof. Dr. phil.
Universität Osnabrück, Institut für Psychologie
Knollstraße 15, D-49069 Osnabrück
silja.vocks@uni-osnabrueck.de

Sachwortverzeichnis

A

Agoraphobie 123, 126, 147, 152
Allgemeines Modell von
 Psychotherapie 64
Änderungsmotivation 188, 191
Änderungssensitivität 82, 139, 163,
 184–185
Angststörung 123
Anorexia nervosa 187–188, 190

B

Bedingungsanalyse 78
Binge-Eating-Störung 187–188, 192
Biografische Anamnese 52
Borderline-Persönlichkeitsstörung
 13, 58, 179–180
Bulimia nervosa 187–189, 191

C

Checklisten 27, 34, 77, 115,
 149–150, 199, 210–211
clinical utility 13
Computergestützte Diagnostik 130

D

Datenquellen 31, 74

Diagnostik
– Eingangsdiagnostik 66, 124, 162
– evaluative 22, 24
– Funktionen von Diagnostik 20
– indikationsorientierte 20, 29, 74
– kategoriale 75
– klassifikatorische 12, 33, 115,
 159, 192
– lösungsorientierte 94
– Mehrebenendiagnostik 142
– multiaxiale 54, 76
– multimethodale 137
– multimodale 26, 31, 74
– operationalisierte 76
– Prozessdiagnostik 22, 63, 68, 74
– qualifizierende 82
– Statusdiagnostik 185
– therapeutische 82
– therapiebegleitende 22–23, 31,
 37, 39, 81–82, 210, 216
– Veränderungsdiagnostik,
 direkte 41–42
– Veränderungsdiagnostik,
 indirekte 41
Diagnostische Interviews 51, 115,
 126, 150, 159, 180, 188, 210
– standardisierte 33, 77, 211
– strukturierte 77, 137, 199–200
Differenzialdiagnostik 20, 113–114,
 126, 166
Dissoziative Symptome 177

Sachwortverzeichnis

E

Erfahrungsbögen 68
Erstgespräch 67, 75, 87
Evaluation 19–21, 24–25, 27, 29, 39, 71, 74, 81, 83–84, 106, 129, 151
Evidence Based Assessment 12

F

Fallkonzeption 10, 21, 26–27, 29, 75, 78–79, 136
Familienskulptur 93
Familienstrukturen 87
Figurationsanalytischer Ansatz 11
Fremdbeurteilungsverfahren 32, 37, 44, 77, 104–105, 118, 137, 151, 157, 162, 169, 181, 215

G

Gegenübertragung 50
Generalisierte Angststörung 135–139, 142
Genogramme 89, 91
Goal Attainment Scaling (GAS) 21–22, 24–25, 43, 80, 84

H

Hampstead Index 53
Horten 174

I

Indikation
– adaptive 23, 75
– selektive 75
– zur Psychoanalyse 49
Inkongruenzanalyse 80
Interrater-Reliabilität 33, 106

K

Klassifikationssystem 10, 33
Klientenzentrierte Therapie 62
Klientenzentrierte Therapietheorie 63
Klinische Nützlichkeit 28
Klinische Signifikanz 41–42
Komorbidität 76, 110, 136, 146–147, 166, 173, 209
Konversionsstörungen 178
Körperdysmorphe Störung 173, 191

L

labeling approach 65
Leitlinie 118, 156, 169

M

Manie 113
Motivationsanalyse 80

O

Operationalisierte Psychodynamische Diagnostik (OPD) 11, 54, 215
Outcome 10, 23, 35–36, 88

P

Panikstörung 44, 123, 125–126, 130, 135, 147
Persönlichkeitsdiagnostik 77
Persönlichkeitsorganisation 58
Persönlichkeitsstörung 11, 13, 35, 57–58, 150, 155, 166, 181, 209–211, 214
Plananalyse 79, 85
Problemanalyse 27, 78
Prognose 22, 61, 66–67, 74–75, 109, 146

Prozessmonitoring 22, 27
Prozessqualität 11
Psychopathologie 27, 34–35, 40,
168, 178, 183, 188–189

Q

Qualitätssicherung 12, 19, 28–29,
32, 71, 85, 187

R

Relapse 43
Reliable Change Index 41
Remission 43–44, 136
Ressourcen 21, 78, 80, 84, 88,
94, 156

S

Sammeln 174
Schweregradsbestimmung 202
Screening 77, 113, 116, 121, 124,
143, 156–159, 161, 166, 168, 171,
173, 175, 179, 181, 189–190, 198,
203–204, 214
Screeningverfahren 124, 138, 159,
206, 211–212
Selbstbeurteilungsverfahren 32, 34,
37, 57, 104, 107, 115, 126–127,
139, 151, 156, 159–160, 171, 182–
183, 188–190, 202, 211–212, 216
Smartphone 40
Somatische Belastungsstörung 197
Soziale Phobie 150–151
Soziale Unterstützung 78
State-Merkmale 40
Störungsbezogene Verfahren 35
Störungsübergreifende Verfahren 32

Strukturzeichnungen 89
Stundenbögen 23
Synergetisches Navigationssystem 96
Systemzeichnungen 90

T

Tablet-Computer 40
Tagebücher 23, 130–131
Therapeutische Beziehung 10, 64,
66, 68, 80
Therapiebezogene Verfahren 35
Therapieleitlinien 12
Therapieplanung 14, 21, 26, 54,
78–81, 114, 124, 126, 129, 149,
152, 156, 160, 162, 187,
213, 216
Therapieschulen 13, 35
Therapieverlauf 20, 39
Therapieziele 21–22, 80, 84
Therapiezielverwirklichung 41, 43
Traumafolgestörung 155–156

U

Übertragungsfokussierte
Psychotherapie 58

V

Veränderungsmessung 10, 23–25,
27, 39, 129, 139, 151, 162
Verhaltenstests 125
Verlaufsmonitoring 22

Z

Zirkuläres Fragen 91
Zwangsstörung 166, 175

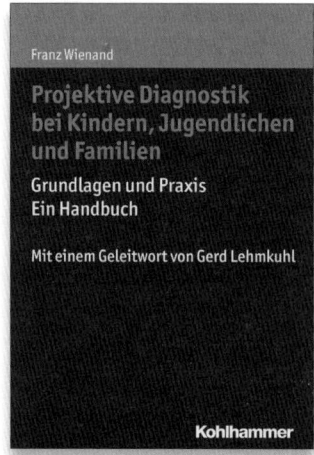

Franz Wienand

Projektive Diagnostik bei Kindern, Jugendlichen und Familien

Grundlagen und Praxis – Ein Handbuch

2015. 416 Seiten, 52 Abb., 8 Tab.
Kart. € 69,-
ISBN 978-3-17-021007-3

Projektive Verfahren verwenden Spiel, Zeichnungen, Geschichten und Assoziationen als Medium, durch das ein junger Mensch seine zumeist unbewussten Motive, Konflikte und Ängste symbolisch ausdrücken und mitteilen kann. Sie ermöglichen es, Kinder, Jugendliche und Familien in ihrer Subjektivität, Individualität und Psychodynamik zu verstehen. Damit bilden sie eine praktisch wichtige Ergänzung zu den psychometrischen diagnostischen Methoden.

Neben Zeichen-, Spiel-, verbalthematischen und imaginativen Methoden werden auch Verfahren der Bindungs- und Familiendiagnostik sowie projektive Tests in der Begutachtung vorgestellt. Jedes Verfahren wird in Bezug auf seine theoretischen Grundlagen, die Durchführung, Auswertung, Interpretation und die Gütekriterien ausführlich beschrieben. Dieses Werk bietet die erste vollständige Übersicht zur Theorie und Praxis der projektiven Testverfahren.

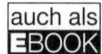

Leseproben und weitere Informationen unter www.kohlhammer.de

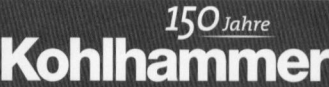

W. Kohlhammer GmbH
70549 Stuttgart